齐鲁针灸医籍集成·现代 Ⅳ

张永臣　贾红玲　校注

科 学 出 版 社

北 京

内 容 简 介

《齐鲁针灸医籍集成》(校注版)是在全面系统地收集、整理山东省古今医籍的基础上,加以分析、归纳、总结,从针灸理论、临床实践的角度,对遴选出的与针灸相关的医籍进行校注。本册选取现代著名医家刘玉檀先生的《针灸治疗学》进行校注,以期为当今的针灸处方学提供借鉴价值。

本书可供中医院校师生、科研人员、临床医生和中医爱好者阅读参考。

图书在版编目(CIP)数据

齐鲁针灸医籍集成. 现代. IV / 张永臣,贾红玲校注. —北京:科学出版社,2017.3
ISBN 978-7-03-052254-2

Ⅰ. ①齐… Ⅱ. ①张… ②贾… Ⅲ. ①针灸学-中医典籍-汇编-中国-现代 Ⅳ. ①R245

中国版本图书馆 CIP 数据核字(2017)第 058566 号

责任编辑:朱 灵
责任印制:谭宏宇 / 封面设计:殷 靓

科 学 出 版 社 出版
北京东黄城根北街 16 号
邮政编码:100717
http://www.sciencep.com

南京展望文化发展有限公司排版
上海叶大印务发展有限公司印刷
科学出版社发行 各地新华书店经销

*

2017 年 3 月第 一 版 开本:B5(720×1000)
2017 年 3 月第一次印刷 印张:13 1/2
字数:190 000

定价:60.00 元
(如有印装质量问题,我社负责调换)

谨以此书祝贺山东中医药大学建校六十周年、

针灸推拿学院建院三十周年!

丛书·序

中医学是中华文化的一部分，而针灸学又是中医学中的一块瑰宝。中医之术莫古于针灸，即起源较早；莫效于针灸，即有简便验廉之特点；莫难于针灸，即易学而难入、难精。现存较早的医籍《素问·异法方宜论》云："故东方之域，天地之所始生也。鱼盐之地，海滨傍水，其民食鱼而嗜咸，皆安其处，美其食。鱼者使人热中，盐者胜血，故其民皆黑色疏理。其病皆为痈疡，其治宜砭石。故砭石者，亦从东方来。"即针刺起源于我国东部地区，即山东一带。《孟子·离娄篇》云："犹七年之病，求三年之艾。"济宁市微山县、曲阜市出土的汉画像石上的针灸图定名为《扁鹊针灸行医图》，可以作为针刺起源和发展的佐证之一。

齐鲁针灸在我国针灸学发展史上具有重要的地位和作用，古代医家擅长针灸者如战国时期的扁鹊、西汉时期的淳于意、晋之王叔和、南宋之徐氏家族、金元之马丹阳、明之翟良、清之岳含珍与黄元御等，仁济齐鲁及周边地区。而汉代安徽的华佗游历山东、施医送药，金元时期河北的窦汉卿从师于滕县名医李浩，元代浙江名医滑伯仁从师于东平高洞阳，明代浙江针灸大家杨继洲也曾行医山东，湖北医家李时珍来山东考察药物兼以行医。近代民国名医黄石屏学医于山东，后闻名于海上。现代医家钟岳琦学于江南名家承淡安，张善忱为针灸事业殚精竭虑。而焦勉斋、郑毓桂、杜德五、李少川、臧郁文、马同如等医家，或为全国名医，或为地方名医，仁术惠民，教书育人，在齐鲁针灸史上增加了浓墨重彩的一笔。

中医之传承，借以书籍为先；古今之医籍，浩瀚博大纷杂。针灸之医籍，也是如此。特别是古代医籍,几经传抄,版本不一,刻印质量高低不等。今我校张永臣、宋咏梅、贾红玲等,对齐鲁针灸的历史进行了系统性研究,遴选出一些与针灸相关的医籍加以校注、出版,名之曰《齐鲁针灸医籍集成》(校注版)。本丛书从一个侧面整理、保存、传承了中医针灸文献,也从另一个侧面呈现了齐鲁针灸数千年的发展历程和各历史阶段所取得的成就,展示了齐鲁针灸的历史积淀,为我省乃至全国针灸事业的传承、发展和创新起到较好的作用。

然学海无涯,宜勤求古训而博采众方,精勤不倦方能博极医源。在丛书付梓之际,略述数语以嘉勉之!

中国针灸学会副会长
山东针灸学会原会长   **吴富东**
山东中医药大学原副校长、教授、博士研究生导师
2016 年 9 月 10 日

前言

　　"山东"和"齐鲁"是历史上形成的地理名词,今日看来,二者所指地理范围大体相当,"齐鲁"是"山东"的代称。"山东"之名,古已有之,但地域范围不一。《战国策·秦策》有"当秦之隆……山东之国,从风而服",山东指崤山、华山以东的地区。汉代将太行山以东的地区统称为"山东",《山东通史》记载:西周、春秋时,山东属齐、鲁、曹、滕、薛、郯、莒及宋、卫国的一部分,战国后期属齐,其南北各一部分属楚、赵。秦统一全国后,在山东置齐郡、琅琊、胶东、济北、东海、薛郡、东郡等郡。西汉初,山东多为刘邦之子"齐王"刘肥的封地。汉武帝元封五年(公元前106年),山东分属青、兖、徐三州。东汉时,山东属青、徐、兖、豫四州。西晋时,山东属青、徐、兖、豫、冀五州。隋朝时,山东又归属青、徐、兖、豫四州。唐贞观初,全国为十道,河、济以南属河南道,以北属河北道。北宋分为二十四路,山东分属京东东路、京东西路。金大定八年(1168年),置山东东西路统军司,山东正式成为地方行政区划。元朝时,分置山东东西道肃政廉访司及山东东西道宣慰司。明洪武元年(1368年),置山东行中书省,治青州,后改置山东承宣布政使司。清代,将山东政区正式定为山东省。1949年,徐州市直属山东省管辖,新海连(连云港)市属山东鲁中南行署管辖,1953年1月,徐州市划归江苏省管辖。之后,山东地界未再发生大的变化。

　　而"齐鲁"之称,典籍历见,如《北史·儒林列传》云:伏生"教于齐鲁之间,学者由是颇能言《尚书》,诸山东大师,无不涉《尚书》以教矣。""齐鲁赵魏,学者尤多;负笈追师,不远千里;讲诵之声,道路不绝。"齐鲁之号"山东",殆自此始。《史记·三王世家》中汉武帝有"生子当置之齐鲁礼义之乡"的文化向往,《隋书·文学列传》有"齐鲁富经学"之言,宋代文学家苏辙言"吾本生西南,为学慕齐鲁"。这些反映出在复杂多变的历史长河中,齐鲁文化传承不息的生命力和对人们根深蒂固的文化影响,而齐鲁文化也影响着中医、针灸的发展,互相交融和促进。

针灸学是中华民族智慧的结晶,它是我国传统文化的一部分,现正逐渐为世界人民所接受,并为人民的健康发挥着重要的作用。针灸医籍对针灸的传承和发展有着非凡的作用,它是针灸学发源、发展的历史见证,是针灸学理论的重要载体,是发展、创新的基础,因此整理、保护针灸医籍具有深远的意义。作为针灸发源地的针灸工作者,有责任、有使命将现存针灸医籍发掘、收集、整理、出版、保护和利用,不仅能为国内外学者的针灸研究提供便利,也可为我国针灸文献研究总体水平的提高作出应有的成绩。此外,目前我国的针灸古籍存在分布分散的缺点,而有的针灸医家的手稿或者油印稿随着时间的流逝,有损毁、丢失的可能,如不及时系统整理和保护,诸多针灸文献将面临佚失的危险。齐鲁医家的针灸学术特点和成就在我国针灸学中占有重要的一席之地,各医家在理论上潜心研究,发皇古义,推陈出新;在学术上兼容并蓄,各抒己见,各有所长。而在学术著作方面,或重理论探讨,或重临床实践,或重专业知识传播,或重科普知识推广。作为中医学的一个缩影,齐鲁针灸具有明显的地域特色,它的内涵值得我们继续努力挖掘、开发、传承、利用和创新。

有感于此,我和我校中医医史文献学、针灸推拿学的宋咏梅、贾红玲等同道,在系统收集、整理与山东相关的古今医籍的基础上,选取价值较高的、与针灸相关的医籍或针灸专著加以校勘,并从理论、临床的角度加以简要注释,以丛书的形式出版,名之曰《齐鲁针灸医籍集成》(校注版)。以期本套丛书能比较完整和清晰地展现古今齐鲁针灸的成就和概貌,更好地整理、保存针灸文献,也为针灸临床、教学、科研提供一套比较完整的、与齐鲁针灸相关的参考书,同时对保存祖国针灸文化起到了积极的促进作用。虽曰集成,实不能全部包括进去,由于我们学术水平及其他客观条件所限,所收书籍数目也很有限。

为收集到较好、最有代表性的书籍,校注人员奔走于济南及其他城市的各图书馆、藏书楼,拜访民间藏书家,走访书籍原作者或其后人。为保证校注质量,校注人员不计报酬,不畏寒暑,抓紧点滴时间,认真点校,仔细注释,经过大量艰辛的劳动，基本成稿，我对编委会全体成员表示由衷的感谢；而对书籍原作者或其后人表示无尽的歉意，因为资金所限，未能支付稿酬，为了齐鲁针灸的今天和明天，他们的深明大义之举时刻撞击着我们的心灵，激励我们要做好本套丛书，出精品之作，永传齐鲁针灸文化。

本套丛书的出版，得到了学校领导和科研处、文献研究所、针灸推拿学院、图书馆、宣传部领导的大力支持，听取了刘玉檀、国培、张登部、吴富东、单秋华、刘光亭、孙学全、杨传义、张方玉等老师的宝贵建议，我校王振国、田思胜、韩涛、刘更生、汤继芹、刘江亭等老师，中国中医科学院针灸研究所的赵京生老师和南京中医药大学的张树剑老师均给予了热情鼓励、指导和帮助，相关工作人员为本丛书付出了大量的辛勤汗水，在此谨表示我们诚挚的感谢！

同时，也将此套丛书作为献给山东中医药大学建校六十周年和针灸推拿学院建院三十周年的礼物，深深感谢母校的教育和培养，也祝愿母校培养出更多的优秀人才，创造出新的辉煌！

点校此类图书，我们经验不足，加之学术水平有限，虽经几经努力，但书中定会存在这样、那样的不足、缺点和错误，恳请读者不吝赐教，批评指正。

张永臣

2016 年 10 月 29 日于山东中医药大学

目 录

《针灸治疗学》

原著 刘玉檀等

校注说明

刘玉檀教授(1937.1.3～),汉族,山东省烟台市牟平人。1959 年 9 月～1965 年 8 月就读于山东中医药大学 6 年制中医系本科,毕业后留校任教,1965 年 9 月～1966 年 8 月受卫生部选派至北京中医研究院广安门医院主办的国际针灸研究班进修,师从孙震寰、郑魁山老师;1982 年 9 月～1984 年 8 月受卫生部选派至哈尔滨主办的全国针灸研究班培训。在尼日利亚联邦共和国援外医疗 1 年。曾任山东中医药大学针灸学教研室主任兼附属医院针灸科主任、山东省针灸学会副会长兼临床专业委员会主任委员等职。1987 年晋升为副教授,1995 年晋升为教授,1988 年开始招收针灸推拿学硕士研究生和留学生,同时兼任上海中医药大学针灸推拿学专业硕士研究生导师。为人师表,医德高尚,医术精湛,擅用华佗夹脊穴治疗疑难杂病,对吴富东、刘国真、单秋华、崇桂琴、高树中等的学业多有指导,研究生及弟子主要有韩友栋(德国)、肖飞(美国)、梁希彬(美国)、乔海法(美国)、田德全(美国)、张永臣、王英、郭静、鞠琰莉(香港)、谭奇纹、范玉樱(美国)、王福强和贾红玲。在《美国针灸杂志》(英文)发表针刺人迎穴治疗乳腺增生病的临床研究(1992)、改进针刺疗法治疗尿路结石所致肾绞痛(1993)、特发性高泌乳血症的针灸和常规药物治疗的研究(1995)、特发性面瘫的分类和综合疗法(1995)、不同针灸处方用于治疗的胆囊炎比较(1996),在中国《世界针灸杂志》(英文)发表周围性面神经炎分类分期症治(1993)、针灸治疗尿路结石的临床研究(1995),在中国《中医杂志》(英文)发表针灸治疗上尿路结石临床与实验研究(1998),著作有《英汉中医大全·针灸治疗学》(中英文)(主编),华东六省一市中医学院统编专科教材《针灸学》(编委,负责内科疾病治疗),中华音像出版社与台湾合作录制的《中国针灸学》(续集,任编委),负责"气街与四海理论的临床应用"一集。

自 1986 年以来,先后被邀前往尼日利亚、韩国、乌兹别克斯坦、俄罗斯、美国为其国家领导人及民众进行医疗、教学活动,赢得了良好的国际信誉。现在虽然已八十岁，仍在中国的济南、广州、深圳及美国明尼苏达州行医，并教授弟子中医、针灸知识。

《英汉中医大全·针灸治疗学》为中英文对照，1991年10月由高等教育出版社出版，此次仅录用中文。

本次校注的具体原则：

1. 全书采用简体横排，加以现代标点符号。

2. 凡本书中异体字、俗写字、古字和一些名词和术语，如"腧穴""输穴""俞穴"以符合现代应用规范为准，均径改不出校。

3. 若显系底本有误、脱、衍、倒者，则据他书或本书前后文例、文义改之、补之、删之，并出校注明。若怀疑底本有误、脱、衍、倒者，则不改动原文，只出校，注明疑误理由。若底本因纸残致脱文字者，凡能据字形轮廓或医理可以大体判定出某字者，则补其字，或在注文中注明应补某字。

4. 本书中引录他书文献，虽有删节或缩写，但不失原意，不改。

5. 对难字、僻字、异读字，采用汉语拼音加直音的方法加以注音，并释字义；对费解的专用名词或术语加以注释；对通假字予以指明，并解释其假借义。

6. 从临床角度对书中有关内容加以注释，附以己见，供读者参考。

《针灸治疗学》编委名单

前　　言

　　本书有内科病证、外科病证、妇科病证、儿科病证、五官科病证、急证和其他病证,共计七章。按照病证特点、病因病机、辨证分型、发行治疗、其他疗法等项详细介绍了 135 个临床常见病证的针灸治疗方法,分型治疗包括治则、处方、方义、随证取穴和针刺法,其他疗法包括灸法、耳针、耳穴压豆、头针、火针、皮肤针(梅花针)、电针、刺络拔罐、挑治、激光治疗等疗法的取穴和操作。本书采用了中华人民共和国国家技术监督局 1990 年发布,1991 年1 月 1 日实施的标准经穴部位。因此,本书可供国内外广大读者作为针灸临床的参考。

　　中国针灸学会副会长、北京国际针灸培训中心副主任程莘农①教授审阅了全书,谨致谢忱!

编　者

1　内科病证

1.1　感　　冒

　　感冒,俗称伤风,是以鼻塞、流涕、咳嗽、头痛、发热、恶寒、脉浮为主症的临床常见外感病。一年四季均可发生,但以秋冬发病率为高。

　　本病包括由病毒或细菌感染引起的上呼吸道炎症、流行性感冒等。

---

　　① 程莘农:中国工程院院士、第一届国医大师,吴富东老师在中国中医科学院针灸研究所攻读硕士学位的副导师。

病因病机

本病多因感受风邪所致。但风邪多与寒热暑湿之邪夹杂为患,秋冬多感风寒,春夏多感风热,长夏多夹暑湿。感受风寒则寒邪束表,毛窍闭塞,肺气不宣;感受风热则热邪犯肺,肺失清肃,皮毛疏泄失常;挟有暑湿则阻遏清阳,留连难解。

辨证

1. 风寒　恶寒重,发热轻,无汗,头痛,鼻塞流涕,咽痒咳嗽,痰白清稀,肢体酸痛,舌苔薄白,脉浮紧。

2. 风热　发热重,恶寒轻,恶风汗出,头痛,鼻塞流浊涕,咽喉肿痛,口干欲饮,咳嗽,咯痰黄稠,舌苔薄黄,脉浮数。

3. 暑湿　高热无汗,头胀痛如裹,身重困倦,胸闷泛恶,食欲不振,腹胀便溏,咳嗽不甚,痰白而黏,舌苔厚腻或黄腻,脉濡数。

治疗

1. 风寒

治则:祛风散寒,解表宣肺。取手太阴、阳明和足太阳经穴为主。

处方:列缺、风门、风池①、合谷。

方义:列缺为手太阴之络穴,取之以宣肺止咳;太阳主一身之表,取风门以疏调太阳经气,祛风散寒解表;风池为足少阳与阳维之会,阳维主阳主表,故取之以疏解表邪;太阴阳明互为表里,取阳明原穴合谷以增祛邪解表之功力,助上穴功效更捷。

随证选穴:头痛加印堂、太阳;鼻塞配迎香。

刺灸法:毫针刺,用泻法。体虚者亦可用平补平泻手法。留针 15～20 分钟,间歇行针 2～3 次,风池、风门亦可针后加灸。

2. 风热

治则:疏散风热,清利肺气。取督脉和手太阴、阳明经穴为主。

处方:大椎、曲池、合谷、鱼际、尺泽。

方义:大椎为诸阳之会,取之以表散阳邪,疏散高热;合谷、曲池分别为手

---

① 风池:向下颌方向针刺,施提插捻转泻法。

阳明原穴和合穴,阳明与太阴相表里,泻之能清肺气而退热;手太阴荥穴鱼际配合穴尺泽能清泄肺热、通利咽喉、化痰止咳。五穴相配可达宣散风热、清肃肺气之目的。

随证选穴:咽喉肿痛加少商;高热、痉厥加十宣。

刺灸法:毫针刺,用泻法。留针15~20分钟,间歇行针2~3次。大椎、少商、十宣用三棱针点刺放血。

3. 暑湿

治则:清暑,解表,化湿。取太阴、阳明、三焦经穴为主。

处方:孔最、合谷、中脘、足三里、外关。

方义:取孔最、合谷宣肺解表、清暑化湿;中脘、足三里化痰降浊、和胃止呕;外关为手少阳之络穴,可通调三焦气化。诸穴配合共收祛暑化湿之效。

随证选穴:热重加大椎、委中;湿重加阴陵泉;腹胀便溏加天枢。

刺灸法:毫针刺,用泻法。留针15~20分钟,间歇行针2~3次。大椎、委中可用三棱针点刺出血。

其他疗法

1. 耳针

取穴:肺、气管、内鼻、咽喉、耳尖、胃、脾、三焦、肾上腺、皮质下。

操作方法:毫针刺,每次选3~4穴,用强刺激。留针10~20分钟。亦可用耳针埋藏或耳穴压豆法。

2. 艾灸

感冒流行期间,早晚灸大椎、风门、足三里,每次每穴灸15~20分钟,有益气固表、健运脾胃,增强人体自身免疫功能,是预防感冒有效之法。

1.2　咳　　嗽

凡因感受外邪或脏腑功能失调,而影响肺的正常肃降功能,造成肺气上逆作咳,咳吐痰涎的即称咳嗽。中医认为有声无痰叫咳,有痰无声叫嗽,有痰有声谓之咳嗽。因为临床二者并见,所以总称咳嗽。根据发病原因不同,可分为外感和内伤咳嗽两大类型。

咳嗽常见于现代医学的上呼吸道感染、急慢性支气管炎、支气管扩张、肺炎、肺结核等。

病因病机

外感咳嗽，多因风寒、风热之邪侵袭肺卫，肺气失宣，清肃失常引起。

内伤咳嗽，多由咳嗽反复发作，肺气久伤，肺虚及脾，脾虚生湿，湿盛生痰，痰湿上渍于肺，肺气不降或因肝气郁结、气郁化火，灼肺伤津导致咳嗽。

辨证

1. 外感咳嗽

（1）风寒　咳嗽喉痒，痰稀色白，咯吐不畅，伴有恶寒，发热，无汗，头痛，鼻塞流涕，肢体酸楚，舌苔薄白，脉浮紧。

（2）风热　咳嗽频剧，气粗，咽痛口干，咯痰不爽，痰黄质黏，兼有头痛，身热恶风，有汗不畅，鼻流黄涕等，舌苔薄黄，脉浮数。

2. 内伤咳嗽

（1）痰浊阻肺　咳嗽多痰，痰白而黏，胸脘痞闷，神倦纳呆，舌苔白腻，脉滑。

（2）肺燥阴虚　干咳无痰或痰少，不易咳出，咳引胸胁而痛，口渴咽干，手足心热或午后潮热，舌红，苔薄黄少津，脉弦数或细数。

治疗

1. 外感咳嗽

（1）风寒

治则：疏风散寒，宣肺止咳。取手太阴、阳明经穴为主。

处方：列缺、肺俞、合谷、外关。

方义：列缺为手太阴之络穴，配肺俞以宣肺止咳；合谷配外关以发汗解表。四穴同用共奏疏风散寒、宁肺止咳之功效。

随证选穴：头痛加风池、上星；痰多加丰隆；肢体酸楚加昆仑、温溜。

刺灸法：毫针刺，用泻法。留针 15～20 分钟，间歇行针 3～4 次。肺俞可针后加灸，每次灸 15～20 分钟。

（2）风热

治则：疏风清热，止咳化痰。取手太阴、阳明和督脉经穴为主。

处方：尺泽、肺俞、大椎、曲池。

方义：尺泽是手太阴肺经之合穴，五行输中的水穴，配肺俞以泻肺化痰止咳；大椎为诸阳之会，督脉要穴，取之通阳解表；配曲池疏风清热。诸穴相配可使风热外解，痰火得降，肺气平顺而咳嗽可止。

随证选穴：咽痛加少商；汗出不畅加合谷；咳嗽痰多加天突、丰隆。

刺灸法：毫针刺，用泻法。留针 15～20 分钟，间歇行针 2～3 次。大椎、少商多用三棱针点刺出血。

2. 内伤咳嗽

(1) 痰浊阻肺

治则：调补肺气，健脾化痰。取背俞和手足太阴、阳明经穴为主。

处方：肺俞、脾俞、太渊、太白、丰隆。

方义：脾为生痰之源，肺为贮痰之器。取肺之原穴太渊和脾之原穴太白，配其肺俞、脾俞为标本同治，是医痰浊阻肺之大法；丰隆为足阳明络穴，能健运中焦脾胃之气。诸穴相配可使气行津布，痰浊得化而肺脏自安。

随证选穴：咳嗽兼喘加定喘穴；胸脘痞闷加足三里、内关。

刺灸法：毫针刺，用补法或平补平泻法。留针 15～20 分钟，间歇行针 2～3 次。脾俞、肺俞可用灸法，灸 10～15 分钟。

(2) 肺燥阴虚

治则：益阴润燥，清肺止咳。取手太阴、足厥阴经穴为主。

处方：肺俞、中府、列缺、照海、太冲。

方义：中府为肺之募穴，与肺俞合用为俞募配穴，以宣调肺道，清肃肺气；列缺、照海二穴合用为八脉交会配穴，以益阴润燥、清利咽喉、肃降肺气；太冲为肝之原穴，可平肝降火。诸穴相配共奏益阴润燥降火、清肺化痰止咳之效。

随证选穴：咯血加孔最、膈俞。

刺灸法：毫针刺，用平补平泻法，太冲用泻法。留针 15～20 分钟，间歇行针 2～3 次。

其他疗法：耳针

取穴：肺、支气管、神门、枕点、肾上腺、交感、脾、肾。

操作方法：毫针刺。每次选 3～4 穴，用中等刺激，留针 10～20 分钟，亦可用耳穴压豆法。

1.3 哮 喘

哮喘是一种发作性的以哮鸣气促,呼气延长,发作时不能平卧为主要临床特征的疾患。哮喘本属两症:"哮以声响言",即以呼吸急促,喉中有哮鸣声为主症;"喘以气息言",即以呼吸急促,甚至张口抬肩为特征。但两者在临床上每同时举发,难以分开,而且病因病机,治则也大致相似,故作一症名为"哮喘"。

本病具有反复发作的特点,一年四季都可发作,尤以寒冷季节气候急剧变化时发病较多。

哮喘包括现代医学的支气管哮喘、喘息性支气管炎等。

病因病机

导致哮喘的病因甚多,但总不外外感和内伤两种因素引起。故凡因外感风寒,侵袭于肺,肺气不得宣畅;或饮食不节,脾失健运,积湿生痰,久郁化热,痰热内结,阻塞气道;或久病肺弱,咳伤肺气;或劳欲伤肾,正气亏虚,精气内伤,肾不纳气等均可致哮喘。

辨证

1. 发作期

(1)寒邪伏肺 呼吸困难,咳嗽气促,喉中有哮鸣音,咯痰清稀、色白,形寒无汗,面色晦暗带青,四肢不温,口不渴,或兼头痛身痛等证,舌苔白或白腻,脉浮紧或浮滑。

(2)痰热伏肺 呼吸急促,声高气粗,发热面红,痰稠色黄,咯痰不爽,胸膈满闷,渴喜冷饮,小便黄赤,大便秘结,舌苔黄腻,脉滑数。

2. 缓解期

(1)脾肺气虚 喘促气短,语言无力,咳声低沉,动则汗出,面色㿠白,食少纳呆,颜面、四肢浮肿,舌质淡,苔白,脉濡弱。

(2)脾肾两虚 咳嗽气短,动则气促,张口抬肩,气短不续,形疲神惫,腰膝酸软,脑转耳鸣,盗汗遗精,形寒肢冷,面色黧黑,舌质淡,脉沉细。

治疗

1. 发作期

（1）寒邪伏肺

治则：宣肺散寒，豁痰平喘。取手太阴、足太阳经穴为主。

处方：列缺、肺俞、风门、人迎、定喘。

方义：列缺为手太阴络穴，能宣肺解表散寒；肺俞、风门为足太阳经穴而位近肺脏，有宣肺散寒之效；人迎为足阳明经穴，位于结喉旁，配经外奇穴定喘可豁痰平喘。诸穴合用以达解表散寒、宣肺豁痰、平喘之目的。

刺灸法：毫针刺，用泻法或平补平泻法。留针 15～20 分钟，间歇行针 2～3 次。肺俞、风门多用灸法或针灸并用，每穴灸 10～15 分钟，或针后拔火罐。

（2）痰热伏肺

治则：宣肺清热，涤痰利气。取手太阴、阳明经穴为主。

处方：尺泽、孔最、大椎、丰隆、膻中、合谷。

方义：尺泽为手太阴合穴，五行输中之水穴，配手太阴肺经之郄穴孔最能宣肺清热；合谷、大椎疏表散热；足阳明络穴丰隆配气之会穴膻中，有涤痰利气之功。诸穴配伍可达清热肃肺、涤痰平喘之功效。

随证选穴：喘甚者加肺俞、中府。

刺灸法：毫针刺，用泻法。留针 15～20 分钟，间歇行针 2～3 次。

2. 缓解期

（1）脾肺气虚

治则：健脾益气，补土生金。取太阴、阳明、背俞穴为主。

处方：太渊、肺俞、足三里、太白、膏肓俞①。

方义：肺之原穴太渊，为手太阴经之土穴，配肺俞以补益肺气；足三里为足阳明经之土穴，太白为脾之原穴，肺属金，脾胃属土，土能生金，虚则补其母，故取之以培土生金；膏肓善治虚劳咳嗽气喘。诸穴相配共收扶正培本、化痰平喘之功效。

刺灸法：毫针刺，用补法。留针 20～30 分钟，间歇行针 2～3 次。肺俞、膏

---

① 膏肓俞：应为"膏肓"，改为"膏肓"，下同。

育可用灸法,每穴灸 10~15 分钟。

（2）肺肾两虚

治则：肺肾双补,益气定喘。取足少阴、任脉经穴为主。

处方：太溪、肾俞、肺俞、膻中、关元。

方义：太溪为肾之原穴,配肾俞可补肾中真元之气;膻中为气之会穴,配肺俞以益气定喘;关元亦名丹田,可通调三焦,补益一身之气。五穴配伍有补肾纳气、益气定喘的作用。

随证选穴：兼见心气虚弱,心慌气喘不得息者加内关,以强心定喘。

刺灸法：毫针刺,用补法。留针 20~30 分钟,间歇行针 2~3 次。肾俞、肺俞、关元可用灸法,每穴灸 10~15 分钟。

其他疗法

1. 耳针

取穴：肺、平喘、气管、肾、肾上腺、皮质下、交感、神门、内分泌。

操作方法：毫针刺。每次选 3~4 穴,用强刺激,留针 10~15 分钟。亦可用耳穴压豆或耳针埋藏。

2. 伏灸

取穴：肺俞、膏肓俞、脾俞、肾俞。

操作方法：用艾炷如枣核大,隔姜灸,每穴 3~5 壮,不发泡,皮肤微红为度,每日一次,在夏季三伏天施灸。

1.4 咳　血

咳血是肺络受伤所引起的病证,其血由肺而来,以咳嗽痰中带血丝或痰血相兼或纯血鲜红,间夹泡沫为主症。

咳血常见于现代医学的支气管扩张、肺脓肿、肺结核、肺癌等。

病因病机

咳血常因肺阴素虚,复感风热燥邪,上犯肺系,清肃失司,肺络受伤而致;或因情志内伤,肝火偏旺,火邪上乘迫肺,灼伤肺络引起;亦有因久病肺肾阴亏,阴虚火旺,虚火上炎,扰及脉络而致咳血。

辨证

1. 风热伤肺　喉痒咳嗽,痰中带血,血色鲜红,口渴,咽痛,或有恶寒发热,头痛,舌苔薄黄,脉浮数。

2. 肝火犯肺　咳嗽,痰中带血或见纯血鲜红,烦躁易怒,胸胁牵痛,口苦而干,大便干燥,小便短赤,舌质红,苔薄黄,脉弦数。

3. 阴虚火旺　干咳痰少,痰中带血或反复咳血,血色鲜红,潮热盗汗,颧部红艳,口干咽燥,形体消瘦,眩晕耳鸣,舌质红,少苔,脉细数。

治疗

1. 风热伤肺

治则:清热润肺,宁络止血。取手太阴、阳明经穴为主。

处方:列缺、鱼际、孔最、合谷。

方义:列缺为手太阴之络穴,配荥穴鱼际及大肠之原穴合谷以清泄风热、润肺凉血;孔最为手太阴之郄穴,可益肺止血,是治咳血之要穴。诸穴合用共奏清热润肺、宁络止血之功效。

随证选穴:发热恶寒加大椎、曲池。

刺灸法:毫针刺,用泻法。留针15~20分钟,间歇行针2~3次。

2. 肝火犯肺

治则:泻肝清肺,和络止血。取厥阴、手太阴经穴为主。

处方:肺俞、鱼际、孔最、行间、劳宫。

方义:肺俞配鱼际、孔最,可泻肺热以和络止血;行间泻肝火、降逆气,使血有所藏;劳宫可清血热以止血妄行。四穴相合共达泻肝清热和络止血之目的。

随证选穴:烦躁易怒加神门、太冲;便秘加支沟。

刺灸法:毫针刺,用泻法。留针15~20分钟,间歇行针2~3次。

3. 阴虚火旺

治则:益阴养肺,清热止血。取手太阴、足少阴经穴为主。

处方:尺泽、鱼际、孔最、太溪、然谷。

方义:尺泽为手太阴之合穴,五行输中属水,鱼际为手太阴之荥穴属火,补尺泽、泻鱼际，可益肺阴、清肺热以止血；肺经郄穴孔最益肺止血；肾之原穴太溪与肾经荥穴然谷，可益阴清热。诸穴配伍共奏滋阴降火、清热止血之功。

随证选穴：潮热盗汗加阴郄、大椎。

刺灸法：毫针刺，补泻兼施，尺泽、太溪、然谷多用补法，鱼际、孔最多用泻法。留针15～20分钟，间歇行针2～3次。

其他疗法：耳针

取穴：肺、气管、心、肾、肾上腺、皮质下、内分泌、神门。

操作方法：毫针刺。每次选3～4穴，用中等刺激，留针10～15分钟。或用耳穴压豆法。

1.5 失　　音

失音亦称喉瘖，以讲话声音嘶哑，甚至不能发音为主症。发病有急有缓，急者猝然而起，缓者逐渐形成，故根据病情缓急又有"暴瘖""久瘖"之分。

本病属于喉咙、声道的局部疾患，应与中风舌强不语、语言謇涩之"舌瘖"和妊娠的"子瘖"作鉴别。

现代医学的急慢性喉炎、喉头结核、声带劳损、声带小结以及癔病性失音等，均可参考本节辨证施治。

病因病机

导致失音的原因甚多，但概括起来可分为外感、内伤两大类。凡因风寒外袭，邪郁于肺，肺气失宣，气机不利，或因风热犯肺，蒸热成痰，壅塞肺气，或因情志郁结，气郁化火，声门不利而致猝然声哑者为外感，外感属实，中医称为"金实不鸣"；凡因久病体虚，肺燥津伤或肺肾阳虚，精气耗损，声道失于润泽而致失音由轻渐重者多为内伤，内伤属虚，中医称为"金破不鸣"。

辨证

1. 实证

（1）风寒　猝然声音嘶哑，兼有咳嗽不爽，胸闷，鼻塞，头痛，寒热等症，舌苔薄白，脉浮。

（2）痰热　猝然声音重浊不扬或嘶哑，兼行咳嗽，痰黄，咽痛，鼻干，发热，口渴，舌苔薄黄，脉浮数。

（3）气郁　突然声哑不出，或呈发作性，常因情志悲忧郁怒引发，心烦易怒，胸闷气窒，或觉咽喉梗塞不舒，舌苔薄黄，脉弦。

2．虚证　声音嘶哑由轻渐重，咽干口燥，潮热盗汗，干咳，心悸，头晕耳鸣，舌红苔少，脉细数。

治疗

1．实证

（1）风寒

治则：疏风散寒，宣通肺气。以取手太阴、阳明经穴为主。

处方：列缺、合谷、人迎①、天鼎。

方义：列缺为手太阴之络穴，又为八脉交会穴之一，通于任脉，与大肠之原穴合谷同用可疏风散寒、宣通肺气、清利咽喉；人迎、天鼎为阳明经穴，可直接疏通患部气血，通利气机。诸穴配用可使风寒得散，肺气宣通，气机通利，音哑得复。

刺灸法：毫针刺，用泻法。留针15～20分钟，间歇行针2～3次。人迎、天鼎穴应避开动脉进针，针刺时不可大幅度提插捻转。

（2）痰热

治则：泄热化痰，清利肺窍。取手太阴、足阳明经穴为主。

处方：鱼际、丰隆、人迎、天鼎、天突。

方义：鱼际为手太阴之荥穴，刺之有清热、润肺、利喉之功效；丰隆为足阳明之络穴，可清热化痰；人迎、天鼎、天突以通调局部经气、清利咽喉。诸穴配用可使痰热得化、咽喉清利而音自开。

随证选穴：发热加合谷；咽痛加二间、少商。

刺灸法：毫针刺，用泻法。留针15～20分钟，间歇行针2～3次。

（3）气郁

治则：疏肝理气，开郁利咽。取厥阴、少阳、阳明经穴为主。

---

① 人迎：针刺时避开颈动脉。如不慎刺出血，单侧按压片刻，出血瘀斑3～5天消失。

处方：太冲、支沟、关冲、合谷、人迎。

方义：太冲为肝之原穴，刺之以疏肝理气；支沟为手少阳三焦之经穴，可理气散郁，配关冲清泄少阳之热邪以启闭；取合谷、人迎清利咽喉。诸穴共用可达疏肝理气散郁、通利声门之目的。

刺灸法：毫针刺，用泻法。留针 15～20 分钟，间歇行针 2～3 次。

2. 虚证

治则：滋阴降火，清肺润燥。取手太阴、足少阴经穴为主。

处方：鱼际、列缺、照海、太溪①、人迎。

方义：鱼际为手太阴之荥穴，配手太阴之络穴列缺可清肺降火；肾之原穴太溪与八脉交会穴之一照海可滋补肾阴；人迎以疏通局部经气。五穴同用可奏滋阴降火、清肺润燥、利喉增音之功效。

刺灸法：毫针刺，用补法。留针 15～20 分钟，间歇行针 2～3 次。

其他疗法：耳针

取穴：肺、咽喉、气管、大肠、肾。

操作方法：毫针刺，每次选 3～4 穴，轻刺激，留针 10～15 分钟。可用耳穴压豆法。

1.6　呃　逆

呃逆俗称打嗝，古称"哕"，是指气逆上冲，喉间呃呃连声，声短而频，令人不能自止的病证。呃逆可偶然单独发生，亦可见于其他病之兼证，呈连续或间歇性发作。

呃逆包括现代医学的膈肌痉挛，如在其他急慢性疾病过程中或腹部手术后出现呃逆者，亦可参考本节辨证治疗。

病因病机

本病多因素体虚弱，过食生冷，损伤胃阳，胃阳被遏，气不顺行而上逆为

---

① 太溪：虚证用太溪，效果较好，针感要求放散至足心。

呃;或暴饮暴食,过食辛辣,伤及中焦,中焦阻滞不通,燥热内盛,气不顺行,气逆动膈;或情志不畅,郁怒伤肝,气机不利,肝气犯胃,胃失和降;或因久病脾肾阳虚,胃气衰败,清气不升,浊气不降,气逆动膈而致呃声连作。

辨证

1. 胃中寒冷　呃声沉缓有力,得热则减,遇寒愈甚,胸膈及胃脘不舒,纳少,小便清长,大便溏薄,舌苔白润,脉迟缓。

2. 胃火上逆　呃声洪亮有力,冲逆而出,脘满纳少,呃逆酸臭,小便黄赤,大便秘结,舌苔黄,脉滑数。

3. 肝气横逆　呃声连连,脘胁胀满,烦闷不舒,嗳气,胸闷,舌苔薄白,脉弦。

4. 脾肾阳虚　呃声低长,气不接续,面白少华,食少困倦,气怯神疲,腰膝酸软,手足不温,舌质淡,苔薄白,脉细弱。

治疗

治则:和胃降逆平呃。取阳明、厥阴经穴为主。

处方:膈俞、膻中、内关、足三里、中脘。

方义:血会膈俞,气会膻中,二穴均为八会穴,同用有理气宽胸、利膈镇逆之功;内关为手厥阴心包之络穴,又为八脉交会之一,通于阴维,可和中降逆;足三里为足阳明之合穴,与胃之募中脘合用以和胃降逆。诸穴配伍共达通利气机、和胃降逆、利膈平呃之目的。

随证选穴:胃寒加灸梁门;胃热加陷谷;肝气横逆加太冲、期门;脾肾阳虚加脾俞、肾俞、气海。

刺灸法:毫针刺,用泻法,脾肾阳虚型用补法。留针 15～30 分钟,间歇行针 2～3 次。

其他疗法:耳针

取穴:膈、交感、胃、肝、脾、神门①。

操作方法:毫针刺,强刺激,留针 30 分钟。

---

① 神门:耳穴神门治疗时快速捻转。

1.7 反　胃

反胃,又称胃反,是以食后脘腹痞满、宿食不化、朝食暮吐、暮食朝吐为主症。本病男女老幼皆有之,但以年高者多见。反胃多见于现代医学的幽门痉挛、幽门梗阻、胃神经官能症。

病因病机

本证多因饮食不当,嗜食寒凉,或情志失调,损及脾阳,以致脾胃虚寒,不能消化谷食,终至尽吐而出;或酒食不节,劳倦伤脾,脾失健运,积湿生痰,痰浊阻胃,胃失通降,宿食不化而致反胃。

辨证

1. 脾胃虚寒　食后脘腹胀满,朝食暮吐,暮食朝吐,吐出宿食不化及清稀水液,吐尽始觉舒适,神疲乏力,面色青白,大便溏少,舌淡苔白,脉细弱。

2. 痰浊阻胃　脘腹胀满,食后尤甚,上腹或有积块,朝食暮吐,暮食朝吐,吐出宿食不化兼有痰涎水饮,或吐白沫或有眩晕,心下悸,舌苔白滑,脉弦滑。

治疗

1. 脾胃虚寒

治则:温中散寒,和胃降逆。取背俞、任脉、足阳明经穴为主。

处方:脾俞、胃俞、章门、中脘、足三里、内关[①]。

方义:脾俞、胃俞与脾之募章门,胃之募中脘合用为俞募配穴,可健脾和胃、升清降浊;足三里、内关理气宽中、降逆止呕。诸穴相配共达健补脾胃、温中散寒、和胃降逆止呕之目的。

刺灸法:毫针刺,用补法留针 20～30 分钟,间歇行针 2～3 次。脾俞、胃俞多用灸法,每穴灸 10～15 分钟。亦可用温针灸。

2. 痰浊阻胃

治则:涤痰化浊,和胃降逆。取足阳明、任脉经穴为主。

---

① 中脘、足三里、内关:刘玉檀老师治疗脾胃疾病的常用组合穴位,虚补实泻法。

处方：中脘、丰隆、建里、足三里、内关。

方义：中脘为胃之募，配丰隆以调中健胃、祛痰化浊；建里以健胃消食；足三里、内关可调理胃气、宽中降逆。诸穴合用共奏涤痰化浊、和胃降逆之功。

刺灸法：毫针刺，用泻法或平补平泻法。留针20～30分钟，间歇行针2～3次。

其他疗法：耳针

取穴：胃、脾、神门、枕、皮质下。

操作方法：毫针刺，每次选3～4穴，中等刺激，留针20分钟。亦可用耳穴压豆或耳针埋藏。

1.8 噎 膈

噎膈，是指饮食吞咽受阻，或食入即吐的一种病证。噎即噎塞，是吞咽时梗塞不顺；膈为胸膈梗阻，饮食格拒不下，或食入即吐。噎证既可单独出现，又可为膈证的前兆，故以噎膈并称。

噎膈相当于现代医学的幽门梗阻、食道憩室、食道神经官能症、食道炎等。亦可见于现代医学的食道癌、胃癌、贲门癌、贲门痉挛。

病因病机

本病多因情志不畅，气机郁结，津液不得输布，凝集成痰；或嗜酒辛辣，积热伤阴，食道干枯，痰瘀胶固，气血郁结，阻碍饮食而成噎膈。或由于饮食日渐减少，导致气血生化之源亏乏，津液枯涸，元气亏耗，出现严重衰竭证候。

辨证

1. 痰气交阻　吞咽梗阻，胸膈痞满隐痛，嗳气呃逆，或吐痰涎及食物，大便艰涩，口干咽燥，体质逐渐消瘦，舌质红，脉弦细而滑。

2. 痰瘀内结　吞咽困难，胸膈疼痛，食不能下，甚则滴水难进，进食即吐，泛吐黏痰，大便坚如羊屎，或吐下如赤豆汁，或便血，形体消瘦，肌肤枯燥，舌红少津，脉细涩。

3. 气虚阳微　吞咽受阻，饮食难下，面色㿠白，形寒气短，泛吐涎沫，面浮足肿,腹胀,舌胖,苔淡白,脉细弱。

治疗

1. 痰气交阻

治则:开胸膈,调胃气,降痰浊。取任脉、足阳明经穴为主。

处方:天突、膻中、巨阙、内关、上脘、丰隆。

方义:膻中为气之会穴,配天突以开胸理气、散结利咽;巨阙为心之募,内关为手厥阴心包之络,取二穴宽胸利气、通调三焦气机;上脘、丰隆祛痰湿、降痰浊。诸穴合用共达开胸利膈、清降痰浊、调气止痛之目的。

随证选穴:胸膈痞满加膈关;大便艰涩加天枢。

刺灸法:毫针刺,用泻法。留针 20～30 分钟,间歇行针 2～3 次。

2. 痰瘀内结

治则:滋阴祛瘀开结,除痰降逆利膈。取背俞、任脉经穴为主。

处方:膈俞、膈关、膻中、中脘、照海、关冲。

方义:膈俞为血之会穴,与膈关均位近胸部,取之可调气行血、祛瘀开膈;膻中为气之会穴,与中脘同用可祛痰宽肠降逆;照海以滋阴润燥;关冲能清相火、益津液。诸穴同用共奏滋阴涤痰、化瘀开结、降逆利膈之功。

刺灸法:毫针刺,用泻法,照海穴用补法。留针 15～20 分钟,间歇行针 2～3 次。

3. 气虚阳微

治则:温补脾肾,益气回阳。取背俞、任脉经穴为主。

处方:脾俞、肾俞、胃俞、气海、膈俞、足三里。

方义:脾俞、胃俞、肾俞以健脾胃、益肾阳;膈俞宽胸开膈;气海、足三里以补中气、升清阳,诸穴配伍以健脾胃、温肾阳、益气宽胸利膈,扶正祛邪。

刺灸法:毫针刺,用补法。留针 15～30 分钟,间歇行针 1～2 次。背俞穴可用灸法,每穴可灸 10～15 分钟,亦可针后加灸。

其他疗法:耳针

取穴:神门、胃、食道、膈。

操作方法:毫针刺,用中等刺激,留针 30 分钟。或用耳穴压豆,亦可用耳针埋藏。

按语

针刺治疗食道炎、贲门痉挛等食道功能性疾患,疗效较好。对食道癌、贲门癌能改善胸闷、胸痛和咽下困难等症状。

临床对于噎膈患者,应注意排除癌症,以防延误手术时机。

1.9 胃脘痛

胃脘痛又称胃痛,以胃脘部近心窝处经常发生疼痛为主要症状。由于痛近心窝部,故又有心痛、心腹痛之称,但与真心痛不同(应有所区别)。

现代医学的急慢性胃炎,胃、十二指肠溃疡,胃神经官能症,胃癌等均属胃脘痛范畴。

病因病机

本病多因忧思恼怒,气郁伤肝,肝失疏泄,横逆犯胃,气机阻滞,胃失和降;或饮食不节,嗜食生冷,损伤脾胃,脾不健运,食滞中焦;或脾胃素虚,感受寒邪,凝滞于胃脘,以致胃气不降而发生胃脘部疼痛。

辨证

1. 肝气犯胃 在本型中按其临床症状之不同又可分为气滞、火郁、血瘀三种类别。

(1)气滞 胃脘胀满,攻痛两胁,走窜不定,嗳气频作,呕逆酸苦,苔薄白,脉弦。

(2)火郁 胃脘部疼痛,痛势急迫,心烦易怒,泛酸嘈杂,口干口苦,胃脘部有灼热感,舌红苔黄,脉弦数。

(3)血瘀 痛有定处而拒按,食后较甚,或见吐血,大便发黑,甚者舌质紫暗,脉涩。

2. 饮食停滞 胃脘胀满作痛,嗳腐吞酸,不思饮食,食则痛甚,或呕吐不消化食物,吐后痛减,舌苔厚腻,脉沉实或滑。

3. 脾胃虚寒 胃脘隐痛,泛吐清水,喜暖欲得按,神疲乏力,四肢欠温,纳食减少,大便溏薄,舌质块,脉虚弱。

治疗

1. 肝气犯胃

(1) 气滞

治则：疏肝理气，和胃止痛。取足厥阴、足阳明经穴为主。

处方：中脘、内关、期门、足三里、太冲。

方义：取胃之募中脘，配胃经之合穴足三里以和胃止痛；内关为八脉交会穴之一，通于阴维，刺之可宽胸解郁、降逆止呕；期门为肝之募穴，太冲为肝之原穴，二穴可疏肝理气、消胀定痛。诸穴配伍共奏疏肝理气、和胃止痛之功效。

刺灸法：毫针刺，用泻法。留针 15～20 分钟，间歇行针 2～3 次。

(2) 火郁

治则：清肝泄热，和胃止痛。取足厥阴、足阳明经穴为主。

处方：行间、中脘、内关、足三里、太溪。

方义：行间为肝经之荥穴，刺之有清热泻火之功，配肾之原穴太溪以滋水养肝、清热泻火；中脘、内关、足三里理气和胃止痛。诸穴合用可达疏肝郁泻肝火、理气和胃止痛之目的。

刺灸法：毫针刺，用泻法。留针 15～20 分钟，间歇行针 2～3 次。

(3) 血瘀

治则：活血通络，和胃止痛。取足阳明、足太阴经穴为主。

处方：中脘、内关、足三里、公孙、血海、膈俞。

方义：脾与胃相表里，取脾经络穴公孙，与内关、中脘、足三里配用以理气、和胃、止痛；取血之会穴膈俞及脾经血海可活血散瘀通络。诸穴相配共奏理气活血通络、和胃止痛之效。

刺灸法：毫针刺，用泻法。留针 15～20 分钟，间歇行针 2～3 次。

2. 饮食停滞

治则：消食导滞，和胃止痛。取足阳明经穴为主。

处方：中脘、足三里、梁门、天枢。

方义：中脘、足三里疏通阳明腑气、和胃止痛；梁门调中和胃、消积化滞；天枢为大肠募穴，可通大肠腑气，以消积除滞。四穴配用共达消食导滞止痛之目的。

刺灸法：毫针刺，用泻法。留针 20～30 分钟，间歇行针 3～4 次。

3. 脾胃虚寒

治则：温中健脾，散寒止痛。取背俞、任脉经穴为主。

处方：脾俞、胃俞、章门、中脘、足三里、内关。

方义：胃俞与中脘，脾俞与章门皆为俞募配穴，用以健脾和胃；足三里、内关以调和胃气。诸穴并用共奏温中散寒、健脾和胃止痛之功。

随证选穴：久病加灸气海①。

刺灸法：毫针刺，用补法。留针 20～30 分钟，间歇行针 2～3 次。背俞穴与足三里多针灸并用，每穴灸 15～20 分钟，或用温针灸。

其他疗法：耳针

取穴：脾、胃、肝、交感、神门、十二指肠、皮质下、内分泌。

操作方法：毫针刺，每次选 3～4 穴，疼痛剧时用强刺激，疼痛轻时用轻刺激，留针 15～30 分钟。或用耳穴压豆法。

1.10　胃　下　垂

胃下垂又称胃缓，是以食后脘腹痞满、嗳气不舒、胃脘坠痛或漉漉有声为主症的一种病证。其特点是平卧时坠痛减轻或消失，站立或活动时坠痛加剧。

病因病机

本病多因饮食不节，七情内伤，劳倦过度以致脾胃虚弱，中气下陷，升降失常而致。

辨证

食后脘腹胀闷，嗳气不舒，胃脘坠痛，平卧时减轻，兼见形体消瘦，面色萎黄，精神倦怠，不思饮食，或见恶心呕吐，大便时溏时秘，舌苔薄腻，脉濡软无力或沉细。

---

①　灸气海：虚证艾灸时间要在 40 分钟以上，以温热感扩散至上腹部为宜。

治疗

治则：健脾和胃，升举中气。取任脉、阳明经穴为主。

处方：中脘、胃上、提胃、气海、足三里、百会。

方义：中脘为胃之募穴，配足三里以健脾和胃、益气升阳；配百会、气海以增升提中气之功；胃上、提胃均属经外奇穴，为治疗胃缓之经验穴。诸穴配用共奏补气升陷、健脾和胃之功用。

随证选穴：恶心呕吐加内关；消瘦面黄加脾俞、胃俞。

刺灸法：毫针刺，用补法。留针 20～30 分钟，间歇行针 2～3 次。亦可用电针，疏密波刺激 30 分钟。百会①穴可针灸并用，中脘、胃上、提胃均呈 45 度向下斜刺，深 1.5～2 寸，取针后卧床 15 分钟。

其他疗法：耳针

取穴：胃、交感、神门、脾、皮质下。

操作方法：毫针刺，每次选 3～4 穴，轻刺激。留针 15～20 分钟。或用耳穴压豆法。

按语

（1）治疗期间应鼓励病人参加体育锻炼，增加腹部肌力。

（2）注意饮食营养，避免暴饮暴食。

（3）进食后最好平卧一段时间，有助胃下垂的恢复。

1.11 呕 吐

呕吐又名吐逆，是指食物或痰涎等由胃中上逆而出的病证。古人谓：有声有物谓之呕，有物无声谓之吐，有声无物谓之哕（干呕），只吐涎沫谓之吐涎。由于临床呕与吐常兼见，难以截然分开，故合称呕吐。

呕吐可见于现代医学的急慢性胃炎、幽门痉挛或梗阻、神经性呕吐、胆囊炎、胰腺炎等。

---

① 百会：艾灸时间要在 40 分钟以上，以温热感扩散至腰背部宜。

病因病机

凡外感风寒暑湿之邪,循阳明内犯胃腑,胃失和降,水谷随气逆而上;或恣食生冷甘肥以及误食腐败食物,食积不化,胃气不得下降;或抑郁暴怒,肝气横逆犯胃,饮食随气上逆;或脾胃素弱及病后脾胃受损,中阳不振,运化无力,水谷停滞,胃气上逆;或胃阴不足,失其润降等均可导致呕吐。

辨证

1. 外邪犯胃　突然呕吐[①],起病较急,胸闷不舒,兼见恶寒发热,头痛身痛等证,舌苔白,脉浮。

2. 饮食停滞　呕吐腐酸,脘腹胀满,嗳气厌食,腹痛,吐后则舒,大便或溏或结,舌苔腻,脉滑实。

3. 肝气犯胃　呕吐吞酸,嗳气频作,胸胁满痛,烦闷不舒,常因精神刺激而使病情加重,舌苔薄腻,脉弦。

4. 脾胃虚弱　面色白,饮食稍多即吐,时作时止,倦怠乏力,纳少,大便溏薄,舌质淡,脉濡弱。

5. 胃阴不足　呕吐反复发作,或时作干呕,口燥咽干,似饥而不欲食,舌红少津,脉细数。

治疗

1. 外邪犯胃

治则:解表,调中,止呕。取阳明、任脉经穴为主。

处方:大椎、合谷、内庭、中脘、内关。

方义:大椎为诸阳之会,取之以宣通阳气、疏达表邪;合谷、内庭以清泄阳明;中脘为胃之募,腑之会穴,可通降胃气、和胃止呕;内关开胸降逆、宣通气机。诸穴配伍可使外邪得解,胃气得安,呕吐自止。

刺灸法:毫针刺,用泻法。留针 15~20 分钟,间歇行针 3~4 次。

2. 饮食停滞

治则:行气消食导滞。取任脉、足阳明经穴为主。

处方:下脘、璇玑、足三里、内关、腹结。

---

① 呕吐:注意呕吐物的处理,切记不要误入呼吸道。

方义：下脘、璇玑行气导滞而清宿食；足三里、内关和胃止呕；腹结除脘腹膨胀。五穴合用共达行气导滞、消食止呕之目的。

随证选穴：便秘加支沟；便溏加天枢、上巨虚；腹胀加气海。

刺灸法：毫针刺，用泻法。留针 15～20 分钟，间歇行针 2～3 次。

3. 肝气犯胃

治则：疏肝和胃止呕。取足厥阴、少阳、阳明经穴为主。

处方：上脘、阳陵泉、太冲、梁门、内关、足三里。

方义：上脘宽胸膈，配梁门平胃止呕；太冲平肝降逆，与阳陵泉合用以疏肝解郁；内关、足三里宽胸理气、和胃止呕。诸穴配伍共达疏肝和胃止呕之目的。

随证选穴：烦闷不舒加膻中。

刺灸法：毫针刺，用泻法。留针 15～20 分钟，间歇行针 2～3 次。

4. 脾胃虚弱

治则：健脾温中和胃。取背俞、任脉、足阳明经穴为主。

处方：脾俞、胃俞、中脘、章门、足三里、公孙、内关。

方义：脾俞、胃俞配脾之募章门、胃之募中脘，俞募相合可振奋脾胃之气、疏导升降气机；足三里通降胃气；公孙配内关以调中焦、平冲逆。诸穴合用可补益脾胃，振奋中气，运化有权，水谷得以消磨，升降恢复常度而呕吐得愈。

随证选穴：大便溏泄加天枢、上巨虚。

刺灸法：毫针刺，用泻法。留针 20～30 分钟，间歇行针 3～4 次。背俞穴可用灸法，亦可针灸并用，每穴灸 10～20 分钟。

5. 胃阴不足①

治则：滋养胃阴，降逆止呕。取背俞、足太阴、足阳明经穴为主。

处方：胃俞、阴陵泉、足三里、内关、公孙、内庭。

方义：胃俞配脾之合穴阴陵泉、胃之合穴足三里可滋养胃阴、健脾益胃；内关、公孙调中焦、平冲逆以宽胸和胃；内庭为足阳明胃经之荥穴，以清胃经之邪热。诸穴同用共达清胃泄热、滋养胃阴、降逆止呕之功效。

---

① 胃阴不足：配合生地 10 克、黄芪 15 克、太子参 15 克、麦冬 10 克、肉苁蓉 10 克，煎汤内服，3 日一剂，坚持 2～3 个月。

随证选穴：呕吐不止加金津、玉液；口燥咽干加照海、阴郄。

刺灸法：毫针刺，用补法，内庭穴用泻法。留针 15～20 分钟，间歇行针 2～4 次。金津、玉液可用三棱针点刺出血。本证禁用灸法。

其他疗法：耳针

取穴：胃、肝、交感、神门、皮质下、枕。

操作方法：毫针刺，每次选 3～4 穴，强刺激，留针 15～30 分钟。或用耳针埋藏，或用耳穴压豆。

1.12 腹 痛

腹痛是指胃脘以下、耻骨毛际以上部位发生疼痛的症状而言。在临床上极为常见，可伴发于多种脏腑疾病。

本节所述腹痛①常见于现代医学的急慢性肠炎、胃肠痉挛、肠神经官能症、消化不良性腹痛等。至于外科及妇科病症所出现的急性腹痛等，另详见外科及妇科疾病中的有关篇章。

病因病机

本证的发生多由于过食生冷或脐腹受寒，寒性收引以致气机痹阻，不通则痛；或暴饮暴食，过食肥甘厚味和不洁食物，食积化热，壅滞肠间，腑气通降不利，遂成腹痛；或因素体阳虚，脾阳不振，脾胃运化失职而发腹痛。

辨证

1. 寒邪内积　痛势急剧，喜温恶冷，大便溏薄，腹中雷鸣，小便清利，饮食减少，口不渴，四肢不温，舌苔薄白，脉沉紧或沉迟。

2. 饮食停滞　脘腹胀满，疼痛拒按或痛而欲泻，泻后痛减，恶食，嗳腐吞酸，恶心呕吐，舌苔腻，脉滑。

3. 脾阳不振　腹痛绵绵，时作时止，痛时喜按，喜热恶冷，大便溏泄，神疲肢倦，舌质淡，边有齿龈，苔薄白，脉沉细。

---

① 腹痛：要结合西医明确诊断，急性者及时西医治疗。

治疗

1. 寒邪内积

治则：温中散寒止痛。取任脉、足阳明、太阴经穴为主。

处方：中脘、神阙、足三里。

方义：腑之会穴中脘配足阳明胃经之合穴足三里以升清降浊、通调胃肠、健中祛寒；艾灸神阙可温中散寒。诸穴配伍可使中焦得温，寒邪得化，气机得通而腹痛自止。

随证选穴：脐腹痛剧加气海、三阴交；大便溏薄加天枢、大肠俞。

刺灸法：毫针刺，用泻法。留针 20～30 分钟，间歇行针 2～3 次。神阙隔盐灸 15～30 分钟。

2. 饮食停滞

治则：消食化滞止痛。取任脉、足阳明经穴为主。

处方：下脘、梁门、公孙、足三里、里内庭。

方义：取下脘、梁门以健胃消食；足太阴之络穴公孙配足阳明之合穴足三里健脾理气、消食化滞，以疗胃肠之诸疾；奇穴里内庭为治疗伤食的经验效穴。诸穴合用共达通降气机、消食化滞、止痛之目的。

随证选穴：嗳腐吞酸加阳陵泉。

刺灸法：毫针刺，用泻法。留针 15～30 分钟，间歇行针 2～3 次。

3. 脾阳不振

治则：温中散寒，益气健脾。取背俞、任脉经穴为主。

处方：脾俞、胃俞、中脘、章门、气海、足三里、关元。

方义：脾俞配章门，胃俞配中脘为俞募配穴，有振奋脾胃之阳之功效；气海、关元可温下焦、固元气，以益气壮阳；配足三里健运脾胃、补益中气。诸穴合用脾胃不虚、中阳得振则腹痛得愈。

随证选穴：腹痛时作者加灸神阙。

刺灸法：毫针刺，用补法。留针 15～30 分钟，间歇行针 2～3 次。背俞穴及气海穴多用灸法或针灸并用，每穴灸 10～15 分钟。神阙用隔姜灸 10～20 分钟。

其他疗法：耳针

取穴：大肠、小肠、脾、胃、腹、神门、皮质下。

操作方法：毫针刺，每次选 3～5 穴，中等刺激，留针 10～20 分钟。或用耳穴压豆。

1.13 腹 胀

腹胀是指以腹部胀满不舒为主症的疾患，甚则兼见腹痛、嗳气、呕吐。本病多因胃肠功能失调所致。

现代医学的胃下垂、肠麻痹、肠梗阻、胃肠神经官能症、急性胃扩张等病出现以腹胀为主症时均可参考本篇辨证治疗。

病因病机

本病多因暴饮暴食，损伤脾胃，以致胃肠运化功能失调，宿食积滞，阻塞气机；或素体脾胃虚弱及久病体虚，脾胃失于健运，胃肠气机不利而致。此外，腹部手术后，亦可导致腹胀。

辨证

1. 实证　腹部胀满不减，腹满拒按，甚至腹痛，嗳气，口臭，小便黄赤，大便秘结，或有发热，呕吐，舌苔黄厚，脉滑数有力。

2. 虚证　腹胀时轻时重，喜按，肠鸣便溏，食少身倦，精神不振，小便清白，舌质淡，苔白，脉弱无力。

治疗

1. 实证

治则：通调腑气。取手足阳明经穴为主。

处方：中脘、天枢、足三里、上巨虚。

方义：胃募中脘、大肠募天枢与胃之合穴足三里、大肠之下合穴上巨虚同用，可通调胃肠气机、消食化滞，从而使腑气通畅，腹胀消失。

刺灸法：毫针刺，用泻法。留针 15～20 分钟，间歇行针 2～3 次。

2. 虚证

治则：健脾和胃，理气消胀。取足阳明、足太阴经穴为主。

处方：建里、天枢、足三里、太白、关元。

方义：建里健胃益气；天枢通调胃肠气机；足三里、太白、关元健脾和胃以助运化。诸穴相配共达健补脾胃、调理气机、消胀除满之目的。

刺灸法：毫针刺，用补法。留针 15～30 分钟，间歇行针 2～3 次。

其他疗法：耳针

取穴：脾、胃、大肠、小肠、交感、皮质下。

操作方法：毫针刺，每次选 3～4 穴，轻刺激，留针 15～20 分钟。或用耳穴压豆法。

1.14 泄 泻

泄泻是指大便次数增多，粪质溏薄，完谷不化，甚至泻如水样的一种病证。临床上根据发病情况及病情长短又分为急性泄泻和慢性泄泻。本病一年四季均可发生，但以夏秋两季较为多见。

泄泻与现代医学的腹泻含义相同，可见于多种疾病，如急慢性肠炎、肠结核、肠功能紊乱、结肠过敏等。

病因病机

导致泄泻的原因很多，但以脾胃失调为主要因素。

急性泄泻多因饮食生冷、不洁食物，或暴饮暴食，或兼受寒湿暑热之邪，尤以湿邪，困阻脾阳，脾胃受损，脾失健运，水谷不化，清浊不分，并走大肠而下致成泄泻。

慢性泄泻多由思虑伤脾，脾胃素虚；或情志失调，肝失疏泄，肝气横逆，脾胃受克；或久病之后，肾阳虚亏，命门火衰，不能温暖脾胃而腐化水谷，脾胃运化失常而致。

辨证

1. 急性泄泻　发病急骤，大便次数显著增多，小便减少。

（1）寒湿　泄泻清稀，甚则如水样，腹痛肠鸣，脘闷食少，身寒喜温，口不渴，舌淡苔白，脉沉迟或濡缓。

（2）湿热　泄泻腹痛，泻下急迫或泻而不爽，粪色黄褐，气味臭秽，肛门灼热,烦热口渴,小便短赤,舌苔黄腻,脉滑数或濡数。

（3）伤食　腹痛肠鸣,泻下粪便臭如败卵,泻后痛减,脘腹胀满,嗳腐酸臭,不思饮食,矢气频作,舌苔垢浊或腻,脉滑。

2. 慢性泄泻　多由急性泄泻演变而来,发病势缓,便泻次数较急性泄泻为少,病程较长,迁延日久。

（1）脾虚　大便时溏时泻,迁延反复,完谷不化,饮食减少,食后脘闷不舒,稍进油腻食物,则大便次数明显增加,面色萎黄,神疲倦怠,舌苔白腻,脉濡缓。

（2）肝脾不和　腹痛即泻,泻后而痛不减,每当情志刺激,情绪紧张之时,即发生腹痛泄泻,泻时常有脘胁痞闷,嗳气,苔薄,脉弦。

（3）肾虚　多在黎明之前脐腹作痛,肠鸣即泻,泻后则安,形寒肢冷,腰膝酸软,舌苔白,脉沉细。

治疗

1. 急性泄泻

（1）寒湿

治则：温中利湿。取足阳明、任脉经穴为主。

处方：天枢①、建里、气海、上巨虚、阴陵泉。

方义：天枢为大肠募穴,可疏调大肠气机,驱腹中寒湿;建里、气海针灸并用以理气温中、散寒祛湿;大肠之下合穴上巨虚配脾之合穴阴陵泉以理肠胃、分清浊、利水湿。诸穴合用以达温中利湿止泻之目的。

刺灸法：毫针刺,用泻法。留针 15～20 分钟,间歇行针 2～3 次。建里、气海、天枢可用灸法,每穴灸 10～15 分钟,亦可用隔姜灸,每穴灸 5～7 壮。

（2）湿热

治则：清热利湿。取足阳明、足太阴经穴为主。

处方：中脘、天枢、阴陵泉、内庭、曲池。

方义：中脘、天枢调理胃肠气机;阴陵泉健脾利湿;内庭为足阳明荥穴,曲池为手阳明之合穴,取之以清泄胃肠之湿热。诸穴共用以奏调理肠胃气机、清

---

① 天枢：天枢和上巨虚为治疗泄泻的常用组合穴位。

热利湿止泻之功效。

刺灸法：毫针刺，用泻法。留针15～20分钟，间歇行针2～3次。

（3）伤食

治则：消食导滞止泻。取任脉、足阳明经穴为主。

处方：天枢、中脘、璇玑、里内庭、足三里。

方义：天枢、中脘、足三里三穴合用可疏导通降肠胃气机；配璇玑、里内庭以消食化滞。诸穴配伍可使食滞消散，积热得解，脾胃调和而泄泻自止。

随证选穴：嗳腐酸臭加内关、内庭。

刺灸法：毫针刺，用泻法。留针15～20分钟，间歇行针2～3次。

2. 慢性泄泻[①]

（1）脾虚

治则：健脾止泻。取脾经及有关腧穴为主。

处方：脾俞、章门、太白、中脘、足三里、天枢。

方义：脾俞、章门俞募相配有健脾益气之功；中脘、足三里、天枢调理肠胃气机；太白为脾之原穴，以补益脾气。诸穴同用具有振奋脾阳、健运止泻的作用。

刺灸法：毫针刺，用补法。留针15～30分钟，间歇行针1～2次。脾俞、天枢、足三里可用灸法，每穴灸10～15分钟。

（2）肝脾不和

治则：疏肝理气，健脾和胃止泻。取足厥阴、足阳明、背俞穴为主。

处方：肝俞、太冲、脾俞、章门、天枢、足三里。

方义：肝俞、太冲疏泄肝气；脾俞、章门健脾益气；天枢、足三里调理胃肠气机。诸穴合用可使肝气条达，脏腑之气机和调而痛泻自止。

随证选穴：脘胁痞闷加阳陵泉、内关。

刺灸法：毫针刺，用平补平泻法。留针15～20分钟，间歇行针2～3次。

（3）肾虚

治则：温补脾肾。取背俞、任脉经穴为主。

---

① 慢性泄泻：加上灸法提高疗效，但每次艾灸时间要在40分钟以上，每周1次，坚持2个月。

处方：肾俞、命门、关元、脾俞、天枢、上巨虚。

方义：肾俞、命门、关元温肾壮阳，疗腹中寒冷；脾俞以补益脾气；天枢、上巨虚调理大肠气机。诸穴合用共达温补脾肾、腐熟水谷、散寒止泻之效。

随证选穴：虚泻日久，中气下陷者加灸百会。

刺灸法：毫针刺，用补法。留针 15～30 分钟，间歇行针 1～2 次。每次可选 2～3 穴加灸，每穴灸 10～20 分钟。

其他疗法：耳针

取穴：大肠、小肠、脾、胃、肝、肾、交感、神门。

操作方法：毫针刺，每次选 3～5 穴，中等刺激，留针 10～20 分钟。亦可用耳穴压豆或耳针埋藏。

1.15　痢　疾

痢疾是夏秋季节常见的肠道传染病，以大便次数增多、腹痛、里急后重、痢下赤白脓血为特征。临床分为湿热痢、寒湿痢、噤口痢、休息痢等。

现代医学的细菌性痢疾、中毒性菌痢、阿米巴痢疾、慢性非特异性溃疡性结肠炎等，均可参照本节辨证治疗。

病因病机

本病多因饮食不洁，过食生冷或感受暑湿疫毒之邪，损伤肠胃而致。若湿热偏盛则化火伤血，肠络受伤遂致大便脓血，赤多白少成为湿热痢；若寒湿偏盛，其邪搏结于肠间，滞积于肠腑，下痢夹杂黏液白冻；或白多赤少而为寒湿痢；如邪热犯胃以致呕恶不能食而发为噤口痢；痢疾迁延日久，中气虚弱，正虚邪恋则成休息痢。

辨证

1. 湿热痢　腹痛，里急后重，下痢赤白相杂，赤多白少，日数次或十余次，肛门灼热，小便短赤，甚者身发高热，心烦口渴，舌苔黄腻，脉滑数。

2. 寒湿痢　腹痛拘急，痢下赤白黏冻，白多赤少或为纯白冻，里急后重，喜暖畏寒，兼有胸脘痞闷，口淡不渴，舌苔白腻，脉沉迟。

3. 噤口痢　痢下赤白,饮食不进,恶心呕吐,腹痛或胸腹胀满,舌苔黄腻,脉濡数。

4. 休息痢　下痢时作时止,或轻或重,缠绵难愈,常因饮食不慎,过于劳累,或感受外邪而使其痢下加重,兼有倦怠乏力,怯冷嗜卧,腹胀纳差,舌淡苔腻,脉濡软或虚大。

治疗

1. 湿热痢

治则:清热导滞,调气行血。取手足阳明经穴为主。

处方:天枢①、上巨虚、曲池、内庭、合谷。

方义:天枢为大肠募穴,配大肠之下合穴上巨虚、原穴合谷以通调大肠腑气;手阳明经合穴曲池,足阳明经荥穴内庭,上下相配,共同清泄肠胃湿热之气。诸穴合用可达清热导滞、调气行血之功,气调而湿化滞行,下痢得止。

随证选穴:发热加大椎;里急后重甚者加气海。

刺灸法:毫针刺,用泻法。留针15~20分钟,间歇行针2~3次。

2. 寒湿痢

治则:温化寒湿,行气和血。取任脉、足阳明经穴为主。

处方:中脘、天枢、气海、上巨虚、阴陵泉。

方义:中脘为胃之募,配大肠之下合穴上巨虚以通调肠胃气机、和胃气化湿浊;天枢、气海可温中散寒、调气行滞;足太阴之合穴阴陵泉可健脾利湿。诸穴配伍共奏温中散寒、健脾化湿、行气和血之目的。

刺灸法:毫针刺,用平补平泻法。留针15~20分钟,间歇行针1~2次,气海、天枢可用灸法,每穴灸10~15分钟。

3. 噤口痢

治则:和胃开噤。取手足阳明、任脉经穴为主。

处方:中脘、合谷、内关、内庭、天枢。

方义:取胃之募中脘以和胃气、分清降浊;合谷、内庭以清泄胃肠积滞湿热;内关通降三焦、降逆气、止呕吐;天枢为大肠之募穴,可通调大肠气机。诸

① 天枢:天枢、上巨虚、合谷为治疗痢疾的常用组合穴,实证用泻法。

穴合用共奏升清降浊、清热化湿、降逆和中、开噤止呕之功能。

刺灸法：毫针刺，用泻法。留针 15～20 分钟，间歇行针 2～3 次。

4. 休息痢

治则：健脾益气，消积化滞。取背俞、任脉经穴为主。

处方：脾俞、胃俞、大肠俞、关元、天枢、足三里。

方义：脾俞、胃俞、足三里健脾益胃，补后天之本，资生化之源；大肠俞配天枢，一俞一募以通调肠腑之气、消积化滞；关元为小肠之募，温下焦、固元气，以助分利清浊之功。诸穴合用共达扶正祛邪、补中益气、通调肠腑之目的。

随证选穴：脱肛加百会（灸）。

刺灸法：毫针刺，用补法。留针 15～30 分钟，间歇行针 1～2 次。脾俞、胃俞、关元可用灸法，每穴灸 10～15 分钟。

其他疗法： 耳针

取穴：大肠、小肠、胃、直肠下段、神门、脾、肾。

操作方法：毫针刺，每次选 3～5 穴，用中等刺激，留针 10～15 分钟。

1.16 便 秘

便秘是指大便秘结不通，排便间隔时间延长，或欲大便而艰涩不畅的一种病证。

本病多见于现代医学的习惯性便秘或暂时性肠蠕动功能失调之便秘，以及肛门直肠疾患所引起的便秘等。

病因病机

本病多因素体阳盛，嗜食辛辣香燥，或热病之后余热留恋，导致肠胃积热，耗伤津液以致肠道干涩燥结；或情志不畅，或久坐少动，引起气机郁滞，不能宣达，通降失常，传导失职，糟粕内停；或病后产后气血未复，气虚则运转无力，血虚则肠失润下；或因年老体衰，阳气不足，温煦无权，寒自内生，阴寒凝结，不能化气布津等而致大便秘结。

辨证

1. 热秘　大便干结不通,数日不行,腹部痞满,按之有块作痛,面红,心烦,小便短赤,或有身热,口干口臭,舌苔黄燥,脉滑数。

2. 气秘　大便秘而不甚干结,腹部胀痛连及两胁,嗳气频作,口苦目眩,纳少,舌苔薄腻,脉弦。

3. 虚秘　便秘燥结难下,腹无胀痛,但觉小腹不舒,虽有便意而临厕努挣乏力,难于排出,甚者多汗,短气,疲惫,面色少华,心悸,头晕眼花,舌淡,苔薄,脉细弱无力。

4. 冷秘　大便艰涩,不易排出,甚则脱肛,腹中或有冷痛,面色青白,手足不温,喜热怕冷,小便清长,舌淡苔白,脉沉迟。

治疗

1. 热秘

治则:清热润燥。取阳明经穴为主。

处方:合谷、曲池、内庭、天枢、腹结、上巨虚。

方义:合谷、曲池、内庭可泻阳明之热而保津润肠;大肠之募穴天枢、下合穴上巨虚配腹结以行律液,通调大肠腑气。诸穴配伍使热邪得泄,津液得保,腑气得通而便秘自调。

随证选穴:烦热口渴加少府、廉泉;口臭加承浆。

刺灸法:毫针刺,用泻法。留针 15～20 分钟,间歇行针 2～3 次。

2. 气秘

治则:降气通便。取任脉和足厥阴、少阳经穴为主。

处方:中脘、天枢、行间、阳陵泉、支沟①。

方义:腑之会穴中脘配大肠之募穴天枢以通腑气;行间为足厥阴之荥穴,配足少阳胆之合穴阳陵泉以疏肝理气解郁;支沟为手少阳之经穴,用以宣通三焦气机。诸穴合用可使气机通畅,腑气通调,大便畅顺。

随证选穴:胁痛甚者加期门、日月;腹胀甚者加大横。

刺灸法:毫针刺,用泻法。留针 15～20 分钟,间歇行针 2～3 次。

---

① 支沟:支沟为治疗便秘的效穴,还有二白、温溜、承山。虚证、实证均可施泻法,虚证加灸百会。

3. 虚秘

治则：补气养血。取背俞、任脉、足阳明经穴为主。

处方：脾俞、胃俞、关元、气海、足三里。

方义：脾为后天之本，取脾俞配胃俞、足三里以扶助中气，培补生化之源；关元、气海益气壮阳，以补下焦元气。诸穴合用可使脾胃气旺，生气化血以达补益气血、润肠通便之目的。

随证选穴：多汗加阴郄；心悸加内关。

刺灸法：毫针刺，用补法。留针20～30分钟，间歇行针1～2次。背俞穴、气海、关元可用灸法或针灸并用，每穴灸10～15分钟。

4. 冷秘

治则：补肾助阳，温腑通便。取任脉、足少阴经穴为主。

处方：神阙、气海、照海、肾俞、天枢。

方义：灸神阙、气海温通下焦阳气以消阴寒；照海、肾俞补益肾气；天枢可通调大肠腑气。诸穴配伍共奏温阳散寒、开结通便之功效。

随证选穴：脱肛加长强、百会。

刺灸法：毫针刺，用补法。留针20～30分钟，间歇行针1～2次。神阙、气海用灸法，每穴灸15～20分钟。

其他疗法：耳针

取穴：大肠、小肠、肺、脾、直肠下段、皮质下。

操作方法：毫针刺，每次选3～5穴，强刺激，留针15～20分钟。或用耳穴压豆法。

1.17 脱 肛

脱肛又名直肠脱垂，是指直肠下端脱出肛门之外而言。多见于老人、小儿或久病体弱的患者。本病与现代医学的"直肠脱垂"相类似。

病因病机

脱肛多由久痢、久泻、大病后体质虚弱，以及妇女生育过多、中气下陷、收摄无权所致；亦有因饮食不节、恣食辛辣厚味、脾肺湿热、湿热下注而致。

辨证

1. 气虚下陷　直肠脱出于肛外，一般多在便后脱出；若病久虚甚者，往往因咳嗽、行路、久立或排尿、稍用力即脱出，伴有神疲肢软，面色萎黄，头晕心悸，舌苔薄白，脉细弱。

2. 湿热下注　直肠脱出，肛门灼热、肿痛。兼有面赤身热，口干口臭，胸脘痞闷，腹胀便结，小便短赤，舌红苔黄腻，脉濡数。

治疗

1. 气虚下陷

治则：益气升提。取督脉、足太阳经穴为主。

处方：百会、长强、大肠俞、气海、足三里。

方义：百会为督脉与三阳经交会穴，气为阳，统于督脉，故灸之能升提下陷之阳气；长强为督脉之别络，位于肛门部，刺之可加强肛门的约束机能；大肠俞可补益大肠腑气；气海调补元气，配足三里益气升提，使中气恢复，升举有力，脱肛自收。

刺灸法：毫针刺，用补法。留针 15～30 分钟，间歇行针 1～2 次。百会、气海用灸法，每穴灸 15～30 分钟。

2. 湿热下注

治则：清泄湿热。取督脉、足太阳经穴为主。

处方：百会、长强、承山、委中、丰隆、阴陵泉。

方义：取百会以升举收摄；长强、承山以疏泄肛门部湿热郁滞；委中清泄肠中之湿热；足阳明络穴丰隆与足太阴脾经合穴阴陵泉合用以健脾利湿、祛肠腑湿热。诸穴合用可使腑气调畅，湿热得除，升举有力，脱肛自愈。

随证选穴：腹胀便结加天枢；因痔疾而致脱肛加二白穴。

刺灸法：毫针刺，用泻法。留针 15～20 分钟，间歇行针 2～3 次。

其他疗法

1. 耳针

取穴：直肠下段、皮质下、脾、神门。

操作方法：毫针刺，中等刺激，留针 20 分钟。亦可用耳穴压豆或耳针埋藏法。

2. 挑治

在第三腰椎至第二腰椎之间,脊柱中线旁开 1～1.5 寸外纵线上,任选一点进行挑治。

1.18 黄 疸

黄疸是以目黄、肤黄、尿黄为主症的疾患,其中尤以目黄为主要特征。临床甚为常见,多发于儿童及青壮年。

本病与现代医学所述的黄疸含义相同,包括肝细胞性黄疸、阻塞性黄疸、溶血性黄疸等。

病因病机

黄疸发病原因可由外感和内伤引起。凡因外感湿热之邪,内蕴于肝胆,湿郁热蒸,以致疏泄功能阻滞,胆液横溢而发黄疸为阳黄;凡因饮食不节,思虑劳伤过度,损伤脾胃,脾运失常,湿郁气滞,以致肝胆瘀积,胆汁排出不畅,外溢肌肤而渐成黄疸为阴黄。

阳黄迁延失治亦可能转为阴黄,阴黄复感外邪,亦可出现阳黄,形成虚实夹杂的证候。

辨证

1. 阳黄 发病急,病程短。目肤色黄,鲜明如橘,发热,口渴,小便黄赤短少,大便秘结,身重腹满,胸闷呕恶,舌苔黄腻,脉弦数。若热毒内陷可见神昏、发斑、出血等重证,若湿重于热则黄疸略欠鲜明,发热较轻,脘痞便溏,口渴不甚,苔腻微黄,脉濡数。

2. 阴黄 起病缓,病程长。目肤俱黄,其色晦暗或如烟熏,神疲身倦,畏寒纳少,恶心欲吐,口淡不渴,脘痞,大便不实,舌淡苔腻,脉沉迟。

治疗

1. 阳黄

治则:疏泄肝胆,清热化湿。取督脉和足太阳、厥阴经穴为主。

处方：至阳、腕骨①、肝俞、胆俞、阳陵泉、太冲、阴陵泉、内庭。

方义：至阳为督脉经气所注，可宣发督脉经气；配小肠之原穴腕骨以疏泄太阳，清化在表湿热；胆俞、肝俞配足少阳胆之合穴阳陵泉、肝之原穴太冲以疏肝利胆，清化在里之湿热；阴陵泉为足太阴之合穴，内庭为足阳明之荥穴，二穴合用能泻脾胃二经之湿热，从小便而蠲除。诸穴配伍使热退湿除，肝疏胆利，胆汁循于常道而黄疸消退。

随证选穴：热重加大椎；腹胀便秘加天枢、大肠俞；神昏加人中、中冲、少冲；脘痞便溏加足三里。

刺灸法：毫针刺，用泻法，留针20～30分钟，间歇行针2～4次。

2. 阴黄

治则：健脾利胆，温化寒湿。取足阳明、太阴和背俞穴为主。

处方：脾俞、胆俞、至阳、中脘、足三里、三阴交。

方义：脾俞配腑之会中脘、足阳明胃之合穴足三里以健脾胃而化湿；胆俞以降逆气，利胆汁，通利胆腑；至阳疏通阳气；三阴交补脾土，导湿下行。诸穴共奏健脾利胆、温化寒湿以退阴黄之功。

刺灸法：毫针刺，用平补平泻法。留针20～30分钟，间歇行针2～3次。

其他疗法：耳针

取穴：胆、肝、脾、胃、膈、耳迷根。

操作方法：毫针刺，每次选3～4穴，中等刺激，留针15～20分钟。亦可用耳穴压豆或耳针埋藏。

1.19 胁　痛

胁痛是指一侧或两侧胁肋疼痛而言，为临床常见的一种自觉症状。

本证可见于现代医学的肝、胆疾患及肋间神经痛等。

---

① 至阳、腕骨：为退黄要穴，针刺平补平泻法。

病因病机

本病多因情志郁结，或暴怒伤肝，肝气失于条达，络脉受阻，经气运行不畅；或外感湿热，或饮食不节，伤于酒食，湿热蕴结于肝胆，失于疏泄；或跌仆闪挫，胁肋络脉损伤，气滞血瘀，阻塞经络；或久病体虚，劳欲过度，精血亏损，肝脉失养而致。

辨证

1. 肝气郁结　胁肋胀痛，走窜不定，常因情志波动而发作和加甚。伴有胸闷不舒，饮食减少，嗳气频作，易怒，少寐，舌苔薄白，脉弦。

2. 肝胆湿热　胁痛偏于右侧，如刺如灼，急性发作时伴有恶寒发热，口苦，心烦，恶心呕吐，目赤或目黄身黄，小便黄赤，舌红，苔黄，脉弦数。

3. 瘀血停积　胁痛如刺，痛处不移，入夜更甚，疼痛拒按，胁肋下或见痞块，舌质紫暗，脉沉涩。

4. 肝阴不足　两胁隐隐作痛，其痛绵绵不休，口干心烦，头昏目眩，潮热，自汗，舌红少苔，脉细数。

治疗

1. 肝气郁结

治则：疏肝解郁，理气止痛。取厥阴、少阳经穴及背俞穴为主。

处方：期门、肝俞、太冲、支沟、阳陵泉[①]。

方义：期门为肝之募穴，配肝俞以疏肝理气；太冲为肝之原穴，配手少阳经穴支沟、足少阳合穴阳陵泉以疏肝解郁，调少阳经气。诸穴合用可使肝气条达，气机通畅，胁痛得愈。

随证选穴：胸闷嗳气加中脘、胃俞；少寐加大陵、神门。

刺灸法：毫针刺，用泻法。留针15～20分钟，间歇行针2～3次。

2. 肝胆湿热

治则：清热化湿，疏肝利胆。取足厥阴、手足少阳经穴为主。

处方：期门、日月、支沟、阳陵泉、丘墟、行间。

---

① 支沟、阳陵泉：胁肋部位疼痛的常用组合穴，可用于肋间神经痛、胆囊炎、胆结石、胆道蛔虫、胆绞痛。

方义：期门、日月是肝胆之气募集之处，泻之能疏利肝胆的气血；支沟、阳陵泉以调少阳经气，是治胁痛的成方；配胆之原丘墟，足厥阴肝之荥穴行间可和解少阳、清化肝胆湿热。诸穴合用共达清热化湿、疏肝利胆、止痛之目的。

随证选穴：热重加关冲；呕吐恶心加中脘、内关；心烦加郄门。

刺灸法：毫针刺，用泻法。留针 15～20 分钟，间歇行针 2～3 次。

3. 瘀血停积

治则：活血通络，行气止痛。取足厥阴、手足少阳经穴为主。

处方：膈俞、肝俞、期门、三阴交、太冲、支沟。

方义：血之会膈俞配肝俞、三阴交以活血化瘀；期门、太冲疏肝行气、通经行瘀；支沟疏利三焦气机。诸穴合用使气行血行，血行则络通而胁痛可止。

随证选穴：跌仆损伤可结合痛部取其阿是穴。

刺灸法：毫针刺，用泻法。留针 15～30 分钟，间歇行针 2～4 次。

4. 肝阴不足

治则：滋阴养血，和络定痛。取背俞和足太阴、阳明经穴为主。

处方：肝俞、肾俞、期门、太冲、足三里、三阴交。

方义：肝俞、肾俞配肝之募期门、肝之原太冲以益精养血、调肝止痛；足三里、三阴交以扶脾胃后天之本，而资气血生化之源。诸穴协用可使阴血充沛，络脉得其滋养而达止痛之目的。

随证选穴：潮热加膏肓；头晕目眩加百会、风池。

刺灸法：毫针刺，用补法。留针 20～30 分钟，间歇行针 1～2 次。

其他疗法

1. 耳针

取穴：肝、胆、神门、胸、皮质下。

操作方法：毫针刺，用中等刺激，留针 20 分钟。亦可用耳针埋藏或耳穴压豆法。

2. 皮肤针

取穴：胁肋部痛点，及与痛点成水平的背俞穴上中下三个俞穴。

操作方法：轻刺激，叩至皮肤潮红为度，并加拔火罐。此法适用于劳伤胁痛。

1.20 眩 晕

眩晕是目眩与头晕的总称。目眩即眼花或眼前发黑,视物模糊;头晕即感觉自身或外界景物旋转,站立不稳。二者常同时并见,故统称为"眩晕"。轻者闭目即可停止;重者如坐车船,旋转不定,不能站立或伴有恶心、呕吐、汗出,甚则晕倒。

眩晕可见于现代医学的多种疾病。凡内耳性眩晕,脑动脉硬化、高血压、低血压、椎基底动脉供血不足、贫血、神经衰弱及某些脑部疾患等以眩晕为主症时,均可参考本篇辨证治疗。

病因病机

本病多因忧郁恼怒过度,使肝阴耗伤,肝阳上亢,上扰清空;或病后体虚,思虑过度,劳伤心脾,脾虚气血生化无源,脑失所养;或房劳过度,肾精亏耗,髓海空虚;或饮食肥甘,伤于脾胃,健运失司,聚湿生痰,痰浊中阻,清阳不升,浊阴不降等而致眩晕。

辨证

1. 肝阳上亢 眩晕耳鸣,头痛且胀,每因烦劳或恼怒而加重,面红目赤,急躁易怒,失眠多梦,口苦,舌红,苔薄黄,脉弦数。

2. 气血不足 头晕眼花,动则加剧,劳累即发,面色㿠白,精神不振,心悸失眠,唇甲不华,气短懒言,四肢无力,纳呆,舌质淡,脉细弱。

3. 肾精亏损 眩晕健忘,腰膝酸软,遗精耳鸣,失眠多梦。偏于阳虚者则四肢不温,舌质淡,脉沉细;偏于阴虚者则五心烦热,盗汗,舌质红,脉弦细。

4. 痰湿中阻 眩晕倦怠或头重如蒙,恶心欲吐,胸脘痞闷,口黏不渴,少食多梦,肢体麻木,舌苔白腻,脉濡滑。

治疗

1. 肝阳上亢①

治则:滋阴潜阳,平肝息风。取足厥阴、少阴经穴为主。

---

① 肝阳上亢:配合耳尖放血,每周一次,连续治疗 3 个月。

处方：风池、太冲、侠溪、肝俞、肾俞、太溪。

方义：风池与肝之原穴太冲,足少阳之荥穴侠溪同用以平肝阳、息肝风、兼清肝胆火热,是急则治其标之法;肝俞以滋养肝阴;肾俞、太溪以补益肾水,意在治本。诸穴配合共达滋阴潜阳、平肝息风以止眩晕之目的。

刺灸法:毫针刺,补泻兼施,风池、太冲、侠溪用泻法,肾俞、太溪、肝俞用补法,留针20~30分钟,间歇行针3~4次。

2. 气血不足

治则:补气益血,健脾益胃。取足太阴、足阳明经穴为主。

处方:足三里、三阴交、脾俞、肾俞、关元、百会。

方义:足三里、三阴交、脾俞健补脾胃、生精化血,以扶后天之本,资生化之源;肾俞、关元以培补元气;百会升提气血。诸穴合用可使气血充盛而眩晕遂止。

随证选穴:心悸失眠加内关、神门。

刺灸法:毫针刺,用补法。留针15~30分钟,间歇行针1~3次。脾俞、足三里、关元、肾俞可针灸并用,每穴灸10分钟,百会以灸为主,灸20~30分钟。

3. 肾精亏损

治则:补肾培元。取足少阴、任脉经穴为主。

处方:关元、肾俞、太溪、足三里。

方义:关元培补元气;肾俞、太溪补肾益阴;足三里调补脾胃以生精血。诸穴合用可使肾精得充、髓海得养而眩晕自止。

随证选穴:肾阳虚者加灸命门、百会、气海。

刺灸法:毫针刺,用补法。留针15~30分钟,间歇行针1~3次。关元、肾俞可针灸并用。

4. 痰湿中阻

治则:健脾和胃,化痰除湿。取足阳明、背俞及募穴为主。

处方:中脘、脾俞①、足三里、丰隆、百会、内关。

方义:胃之募中脘配脾俞、足三里、丰隆以健脾和胃、化痰除湿;百会以升清阳并疏调局部经气;内关宽胸理气、和胃止呕。诸穴合用可达调理脾胃气

---

① 中脘、脾俞:配合拔罐,每周2次,连续治疗3周。

机,运化湿邪,升清降浊以治眩晕之目的。

刺灸法:毫针刺,用平补平泻法,或用泻法,留针 15～20 分钟,间歇行针 2～3 次。

其他疗法

1. 耳针

取穴:肾、神门、枕、皮质下、内耳。

操作方法:毫针刺,中等刺激,留针 15～30 分钟。亦可用耳穴压豆或耳针埋藏法。

2. 头针

取穴:双侧晕听区。

操作方法:用中等刺激手法,留针 30～40 分钟,间歇行针 2～3 次,每次捻针 3～5 分钟。或用电针,疏密波刺激 40～60 分钟。

1.21 中 风

中风是以突然昏仆、不省人事,或半身不遂、语言不利、口角歪斜为主症的一种疾病。因其起病急骤,变化多端,犹如风之善行而数变,故类比称为中风,又称"卒中"。

现代医学的脑溢血、脑血栓形成、脑栓塞、蛛网膜下腔出血、脑血管痉挛等病及其后遗症,均可参照本节辨证治疗。

病因病机

本病多因患者平素气血亏虚,心肝肾三脏阴阳失调,加以忧思恼怒,或饮酒饱食,或房事劳累,或外邪侵袭等诱因,以致肝阳暴涨,气血迫走于上,痰浊蒙蔽清窍,阻滞于经络而发为中风。风阳上扰,闭塞清窍则表现为闭证;若病情危重,元气衰微,阴阳离绝者,则表现为脱证。也有仅表现经络之气阻滞而见口眼歪斜、半身不遂者。

辨证

1. 入脏腑 病情重,发病急,证见突然昏仆,神志不清,半身瘫痪,口歪流涩,舌强失语。根据病因病机不同又可分为闭证和脱证。

（1）闭证　突然昏仆,不省人事,牙关紧闭,面赤气促,两手握固,喉中痰鸣,二便闭塞,舌红,苔黄厚或灰黑,脉弦滑有力。

（2）脱证　突然昏仆,不省人事,目合口开,鼻鼾息微,手撒遗尿,舌痿,脉细弱,甚则四肢逆冷,面赤如妆,脉微欲绝或浮大无根。

2. 在经络　病情轻缓,证见半身不遂,肌肤不仁,手足麻木,口角歪斜,舌强语謇,或兼见头痛眩晕,筋脉眴动,目赤面红,口渴咽干,多愁善怒,舌苔黄腻,脉弦或缓滑。

治疗

1. 入脏腑

（1）闭证

治则:开窍息风,清火豁痰。取督脉、足厥阴经及十二井穴为主。

处方:人中、十二井、劳宫、太冲、涌泉、丰隆。

方义:人中为督脉急救之要穴,有开窍启闭之功;十二井穴点刺出血可清热开窍醒脑;劳宫为手厥阴心包之荥穴,泻之以清心热;太冲为肝之原穴,可降肝经逆气、平息肝阳、通经行瘀;涌泉为足少阴之井穴,可导热下行;丰隆为足阳明之络穴,取之以宣通脾胃气机、蠲化痰浊。诸穴配伍以达平肝息风,降火豁痰、启闭开窍之目的。

随证选穴:牙关紧闭加颊车、地仓。

刺灸法:毫针刺,用泻法,留针20～40分钟,间歇行针3～5次。井穴可用三棱针点刺出血。

（2）脱证

治则:补益元气,回阳固脱。以取任脉穴为主。

处方:神阙(隔盐灸)、气海、关元。

方义:任脉为阴脉之海,根据"孤阴不生,独阳不长"阴阳互根的原理,如元阳外出,必从阴中以救阳。关元为任脉与足三阴之交会穴,又为三焦元气所出,联系命门真阳,是阴中有阳的腧穴;气海又名丹田,为任脉之脉气所发处,系生气之海;脐为生命之根蒂,神阙位于脐中,为真气所系。故用大艾炷灸此三穴以回垂绝之阳,使阳气来复,固卫有权而救虚脱。

随证选穴：脉微欲绝加内关、太渊；四肢厥冷加足三里。

刺灸法：用灸法，以大艾炷灸之，不拘壮数，以汗收、肢温、脉起为度。

2. 在经络

治则：调理气血，息风通络。取督脉和患侧阳经腧穴为主。

处方：百会、风府、人迎；

　　　　半身不遂者上肢取：肩髃、曲池、外关、合谷；

　　　　下肢取：环跳、风市、阳陵泉、足三里；

　　　　口眼㖞斜加取：颊车、地仓、下关、合谷、太冲；

　　　　言语不利加取：哑门、廉泉。

方义：督脉为阳脉之海，百会、风府以息风通络；人迎为足阳明胃经之腧穴，阳明为多气多血之经，取之以调和周身气血，疏通上下经络；阳主动，肢体运动障碍，其病在阳，故取手足三阳经腧穴以使气血经络通畅，正气旺盛，运动功能则易于恢复；口眼㖞斜者取局部与远端穴以调经气、祛风邪；言语不利取哑门①、廉泉以利舌本。

刺灸法：毫针刺，用平补平泻法。初病时可针患侧，久病则宜双侧同取。留针20～30分钟，间歇行针1～3次。

其他疗法：头针

取穴：运动区、言语区。

操作方法：毫针刺，留针30～40分钟，以手捻法，每10分钟捻针3～5分钟。或用电针、留针60分钟。针刺同时，鼓励患者做肢体运动，效果较好。

1.22 口 眼 㖞 斜

　　口眼㖞斜又称面瘫，以单纯性的一侧面颊筋肉弛缓、口眼㖞斜为主症。任何年龄均可发病，但以青壮年为多见。

　　本病相当于现代医学的周围性面神经麻痹，亦称 Bell 氏麻痹。

① 哑门：不留针。

病因病机

本病多由络脉空虚,风寒之邪乘虚侵入阳明、少阳经脉与经筋,以致经气阻滞,经筋失养,肌肉纵缓不收而发病。

辨证

起病突然,多发于一侧。发病后病侧面部板滞不适,眼睑闭合不全,流泪,口角下垂,漱口漏水,不能蹙额、皱眉、鼓腮、闭眼、示齿和吹口哨等。部分病人有耳后、耳下疼痛或偏侧头痛,严重时可出现舌前 2/3 味觉减退或消失,听觉过敏等症,舌苔薄白,脉浮紧或浮缓。

治疗

治则:疏风通络,调和气血。取手足阳明经穴为主。

处方:风池、翳风、阳白、四白、太阳、地仓、颊车、迎香、合谷、内庭。

方义:风池、翳风同属少阳经穴,可祛风止痛;太阳、阳白、四白、地仓、颊车、迎香为局部取穴,有疏风通络、调和气血的作用;合谷、内庭均为阳明经穴,可疏导阳明经气,以除头面之风邪。诸穴共用可疏风通络、调和气血,使筋肉得濡润温煦则面瘫可愈。

随证选穴:眼睑闭合不全加攒竹、瞳子髎;人中沟歪斜加水沟;颏唇沟歪斜加承浆或夹承浆;示齿不能加巨髎;耳后疼痛加完骨、外关。

刺灸法:毫针刺,用平补平泻法,或初期用泻法,后期用补法。留针 15～20 分钟,间歇行针 1～3 次。风池、翳风针后加灸,艾条灸每穴 15～20 分钟。亦可用透刺法,阳白透鱼腰,地仓透颊车,太阳透下关。

其他疗法

1. 皮肤针

取穴:阳白、太阳、四白、地仓、颊车。

操作方法:轻刺激,叩至皮肤潮红为度,隔日一次。此法适用于恢复期及其后遗症。

2. 拔罐法

取穴:颊车、下关、太阳。

操作方法:毫针刺后用小型火罐拔,隔 2～3 日一次。亦可用皮肤针叩刺后,用小型火罐吸拔,每次拔 5～10 分钟。

3. 发泡灸

取穴：翳风、太阳、颊车。

操作方法：将中药制成的药膏贴敷于穴位上，患部有一种热感，甚至烧灼痛，贴敷2～3小时后将药膏撕掉，此时局部皮肤轻者紫红，甚者可见有大小不等的水疱，出现水疱者，用三棱针点破使水流尽，一般无需特殊处理。

1.23 胸　痹

胸痹是指胸中憋闷疼痛而言，轻者仅感胸闷如塞，重者胸痛如绞，并有短气、喘息等症。胸部为心肺两脏之所居，故本病的发生多与心肺功能失常有关。

本病主要见于现代医学的冠状动脉粥样硬化性心脏病，如慢性支气管炎、肺气肿等以胸痛为主症时，亦可参照本篇辨证治疗。

病因病机

本病多因素体心气不足，或心阳不振，寒邪侵袭，阴寒内盛，寒凝气滞，痹阻脉络；或恣食甘肥生冷，损伤脾胃，聚湿成痰，阻滞胸阳；或情志所伤，气机郁结，气滞日久，血流不畅，脉络瘀滞而致。

辨证

1. 虚寒　胸痛彻背，心悸，胸闷短气，恶寒肢冷，受寒则甚，舌苔白滑或腻，脉沉细。

2. 痰浊　胸闷如窒，痛引肩背，气短喘促，咳嗽，痰多黏腻色白，脘腹痞满，纳呆，肢体疲倦，舌苔白腻，脉濡缓。

3. 瘀血　胸痛如刺，或绞痛阵发，痛彻肩背，胸闷短气，心悸，唇紫，舌质暗，脉细涩或结代。

治疗

1. 虚寒

治则：助阳散寒，行气活血。取背俞穴和手少阴、厥阴经穴为主。

处方：心俞、巨阙、厥阴俞、膻中①、内关、通里。

方义：心俞、巨阙为俞募配穴，可补心气、温心阳；厥阴俞、膻中亦为俞募相配，可宽中调气、以散阴寒；内关为手厥阴之络穴，配手少阴之络通里，与上穴共达助阳散寒、通经活络、行气活血镇痛之目的。

随证选穴：恶寒加灸肺俞、风门；肢冷加灸气海、关元。

刺灸法：毫针刺，用补法或平补平泻法。留针 20～30 分钟，间歇行针 2～3 次。心俞、厥阴俞多用灸法或针灸并用，每穴灸 10～15 分钟。

2. 痰浊

治则：通阳祛痰化浊。取任脉、手厥阴、足阳明经穴为主。

处方：巨阙、膻中、郄门、建里、丰隆、三阴交。

方义：巨阙、膻中与手厥阴心包之郄穴郄门可振奋心阳、宽胸理气止痛；建里能温中健胃、散寒祛湿；丰隆为足阳明之络穴，配三阴交以健脾和胃、蠲化痰浊。诸穴合用共奏通阳祛痰化浊、活血止痛之功。

随证选穴：背痛加脾俞、心俞；气短加灸气海俞、内关。

刺灸法：毫针刺，用泻法。留针 15～30 分钟，间歇行针 2～3 次。

3. 瘀血

治则：活血化瘀止痛。取俞募穴及任脉、手少阴经穴为主。

处方：至阳②、阴郄、心俞、巨阙、膈俞、膻中。

方义：至阳通心气、疗心痛；阴郄为手少阴之郄，配巨阙、心俞以调气血、化瘀止痛；膈俞、膻中以行气活血。诸穴相配可使气行血行，气血调和，瘀血得通，疼痛消失。

随证选穴：唇舌紫绀加少冲、中冲点刺出血。

刺灸法：毫针刺，用泻法。留针 15～30 分钟，间歇行针 2～3 次。

其他疗法：耳针

取穴：心、小肠、神门、交感、皮质下、肺、胸。

操作方法：毫针刺，每次选 3～4 穴，中等刺激，留针 20 分钟。亦可用耳穴

---

① 心俞、巨阙、厥阴俞、膻中：配合拔罐，每周 2 次，连续治疗 3 个月。

② 至阳：经验穴，可以按压、掐按。

压豆、耳针埋藏法。

1.24 惊 悸

惊悸又名心悸、怔忡，以病人自感心中急剧跳动、惊慌不安、不能自主为主症。一般多呈阵发性，每因情志波动或劳累而发作和加甚。

现代医学的心肌炎、心包炎、心动过速、心动过缓等各种原因引起的心律失常及部分神经官能症等，有本病表现者，均可参考本篇辨证治疗。

病因病机

本病多因平素心气怯弱，或久病心血不足，骤遇惊恐则"心无所依，神无所归"心神不宁；或饮食伤脾，痰饮内停，思虑烦劳，气郁化火，痰火内扰；或久患痹证，风寒湿热之邪内侵于心，心脉痹阻，气滞血瘀而致。

辨证

1. 心神不宁 心悸，善惊易恐烦躁不宁，多梦易醒，纳食减少，舌苔薄白，脉细数。

2. 气血不足 心悸不安，难以自主，气短乏力，面色不华，头晕目眩，舌质淡，脉细弱或结代。

3. 痰火内动 心悸时发时止，烦躁不宁，胸闷，头晕，失眠多梦，易惊神恍，口苦，咳嗽，咯痰黏稠，小便黄，大便不爽，舌苔黄腻，脉滑数。

4. 血脉瘀阻 心悸持续多年，日渐加重，动则气喘，心痛时作，面色黄瘦，甚者出现形寒肢冷，咳喘不能平卧，冷汗，浮肿，唇舌紫暗，脉细涩或结代。

治疗

1. 心神不宁

治则：宁心安神镇惊。取手少阴、厥阴经穴为主。

处方：神门、心俞、内关、间使、巨阙。

方义：神门为心之原穴，配间使、内关以宁心安神、镇惊定悸；心俞、巨阙为俞募相配，以调补心气。诸穴合用共奏镇惊安神、宁心定悸之功效。

随症选穴：善惊加大陵。

刺灸法：毫针刺,用补法。留针 15～30 分钟,间歇行针 1～2 次。

2. 气血不足

治则：补气养血定悸。取背俞、任脉、手少阴经穴为主。

处方：心俞、巨阙、膈俞、脾俞、足三里、气海、神门、内关。

方义：心俞、巨阙补心气、通心阳；膈俞为血之会,可补血以养心神；脾俞、足三里健脾胃以滋生化之源；气海益气；神门、内关以宁心安神。诸穴配伍以达补气养血、宁神定悸之目的。

随证选穴：头晕目眩加百会、风池。

刺灸法：毫针刺,用补法,留针 15～30 分钟,间歇行针 2～3 次,背俞、足三里、气海可针灸并用。

3. 痰火内动

治则：清火化痰,宁心安神。取手三阴、足阳明经穴为主。

处方：灵道、郄门、肺俞、尺泽、丰隆、阳陵泉。

方义：灵道、郄门安心神、止心悸；尺泽、肺俞泻肺清火；丰隆、阳陵泉清泻肝胃之火、降逆气、化痰浊。诸穴相配可清热化痰、安心宁神而惊悸可平。

随证选穴：失眠多梦、心神恍惚加历兑；烦躁不宁加间使；便秘加大肠俞。

刺灸法：毫针刺,用泻法。留针 15～20 分钟,间歇行针 2～3 次。

4. 血脉瘀阻

治则：活血化瘀,强心定悸。取手少阴、厥阴和足太阳经穴为主。

处方：内关、曲泽、少海、膈俞、气海。

方义：心包是心的宫城,故取内关配曲泽、少海以强心定悸止痛,以治其标；气海以助阳益气；膈俞以活血化瘀而治其本；标本同治以益气行血化瘀、强心定悸止痛。

刺灸法：毫针刺,用平补平泻法。留针 15～30 分钟,间歇行针 1～2 次。

其他疗法：耳针

取穴：心、交感、神门、皮质下、小肠。

操作方法：毫针刺,轻刺激,留针 15～20 分钟。或用耳穴压豆法。

1.25 不 寐

不寐即失眠,是以经常不能获得正常的睡眠为特征的一种病证。并常兼见头晕、头痛、心悸、健忘等证。不寐的临床表现不一,轻者入寐困难;或寐而多梦易惊,时寐时醒,或醒后不能再寐;严重者整夜不能入寐。

病因病机

多因忧思劳倦,损伤心脾,以致气血化源不足,不能养心安神;或房劳伤肾,肾阴亏耗,阴虚火旺,心肾不交;或饮食所伤,脾胃不和,湿盛生痰,痰郁生热,扰及心神;或因情志所伤,肝气郁结,郁而化火,肝火上扰,心神不宁等而致不寐。

辨证

1. 心脾两虚　夜来不易入寐,寐则多梦易醒,心悸健忘,体倦神疲,面色少华,饮食无味,脘痞便溏,舌质淡,苔薄白,脉细弱。

2. 心肾不交　心烦不寐,头晕耳鸣,口干津少,五心烦热,健忘,心悸,梦遗腰酸,舌质红,苔少,脉细数。

3. 胃气不和　夜寐不安多梦,心中懊侬,脘腹胀满或胀痛,时有恶心或呕吐,嗳腐吞酸,大便不爽,舌苔黄腻,脉滑或弦。

4. 肝火上扰　头晕头胀,多烦易怒,不得入眠。或伴有目赤、口苦、胁痛等,舌苔薄黄,脉弦数。

治疗①

1. 心脾两虚

治则:补益心脾,养血安神。取手少阴、足太阴经穴和背俞穴为主。

处方:脾俞、心俞、隐白、神门、三阴交。

方义:脾俞、心俞以补养心脾;隐白为足太阴之井穴,能治多梦易惊;神门、三阴交以益气养血安神。诸穴合用以补养心脾、益气生血,使心神得养则睡眠自常。

---

① 治疗:失眠、嗜睡的治疗配合俞穴拔罐,每周1次,连续治疗3个月。

随证选穴：健忘灸志室、百会。

刺灸法：毫针刺，用补法。留针 15～20 分钟，亦可针灸并用。

2. 心肾不交

治则：交通心肾。取背俞和手足少阴、厥阴经穴为主。

处方：心俞、肾俞、太溪、大陵、神门、照海。

方义：心俞、大陵配神门以降心火、镇惊安神；肾俞配肾之原穴太溪以滋肾水；照海可益肾阴、除心热、安心神。诸穴配伍使心肾相交，水火既济，心神得宁。

随证选穴：头晕加风池；耳鸣加听宫；遗精加志室。

刺灸法：毫针刺，补泻兼施，心俞、大陵多用泻法，肾俞、太溪多用补法，留针 15～30 分钟，间歇行针 2～3 次。

3. 胃气不和

治则：健脾和胃，利湿化痰。取任脉和足阳明、太阴经穴为主。

处方：中脘、丰隆、足三里、历兑、隐白、神门。

方义：胃募中脘配足阳明之络丰隆、合穴足三里以和胃安中化痰；阳明根于历兑，太阴根于隐白，二穴同用主治多梦失眠；神门宁心安神。诸穴共用可使胃和寐安。

随证选穴：懊憹、呕恶加内关。

刺灸法：毫针刺，用泻法。留针 15～30 分钟，间歇行针 2～3 次。

4. 肝火上扰

治则：清肝泻火，滋阴潜阳。取足少阳、足厥阴、手少阴经穴为主。

处方：肝俞、胆俞、行间、足窍阴、神门。

方义：肝俞、行间以清肝泻火、益血养阴；胆俞、足窍阴以降胆火而除烦；神门以宁心神。诸穴合用可清泻肝胆之火、益阴潜阳，不寐自愈。

随证选穴：目赤加太阳。

刺灸法：毫针刺，用泻法。留针 15～20 分钟，间歇行针 2～3 次，太阳可用三棱针点刺出血。

其他疗法

1. 耳针

取穴：皮质下、交感、神门、心、脾、肾、内分泌。

操作方法：毫针刺,每次选 3～5 穴,轻刺激,留针 30 分钟。或用耳针埋藏及耳穴压豆法。

2. 皮肤针

取穴：四神聪、安眠穴、夹脊穴。

操作方法：轻刺激,叩至以皮肤微红为度,从上向下,每次叩打 2～3 遍,隔日一次。

1.26 多 寐

多寐亦称"嗜睡"、"嗜卧",以不分昼夜、时时欲睡、呼之能醒、醒后复睡为症。

现代医学的发作性睡病、神经官能症、精神病的某些患者,其临床症状与多寐类似者,均可参考本篇辨证治疗。

辨证

1. 湿盛困脾　昏昏欲睡,头蒙如裹,肢体沉重,倦怠乏力,胸痞脘闷,纳少泛恶,或见浮肿,舌苔白腻,脉濡缓。

2. 脾气不足　食后困倦嗜睡,肢体倦怠,必须少睡片刻,醒后似略常人,面色萎黄,纳少便溏,苔薄白,脉虚弱。

3. 阳气虚衰　整日嗜睡懒言,精神疲惫,畏寒肢冷,健忘,舌淡苔薄,脉沉细无力。

4. 瘀血阻滞　头昏头痛,时时欲睡,肢体困倦,记忆力减退,或有头部外伤史,舌质紫暗或有瘀斑,脉沉涩。

治疗

1. 湿盛困脾

治则：健脾祛湿醒神。取足阳明、足太阴、督脉穴为主。

处方：中脘、丰隆、阴陵泉、百会、太阳。

方义：中脘配足阳明之络穴丰隆,足太阴之合穴阴陵泉以健脾和胃利湿;百会、太阳以清脑醒神。诸穴配伍以使脾健湿祛、脑清神醒。

随证选穴：纳少泛恶加足三里、内关。

刺灸法：毫针刺，用补法或平补平泻法。留针 15～20 分钟，间歇行针 2～3 次。

2. 脾气不足

治则：健脾益气醒脑。取背俞、募穴、足太阴、足阳明经穴为主。

处方：脾俞、章门、隐白、足三里、解溪、百会。

方义：脾俞、章门俞募相配以补益脾气；隐白为足太阴之井穴，以益气醒脾；解溪为足阳明之经穴，五行属火，为土之母，与足阳明合穴足三里同用，可增健补脾胃之功，以强运化之机能；百会以醒脑提神。诸穴共用使脾气健运，运化有权，清阳得升，精神得振。

刺灸法：毫针刺，用补法。留针 20～30 分钟，间歇行针 1～2 次。脾俞、章门、足三里可针灸并用。

3. 阳气虚衰

治则：益气温阳。取背俞和足太阴、少阴经穴为主。

处方：膏肓俞、肾俞、气海、三阴交、大钟、申脉。

方义：膏肓俞益气补虚；肾俞、气海以温肾牡阳；三阴交健脾益气，并可调补三阴之经气；足少阴之络穴大钟以补肾调气；申脉为阳跷脉所生，主治多眠。诸穴配伍可健补脾肾、益气壮阳，以清神志。

随证选穴：健忘加神门。

刺灸法：毫针刺，用补法。留针 15～30 分钟，间歇行针 1～2 次。膏肓俞、气海、肾俞可针灸并用，每穴灸 10～15 分钟。

4. 瘀血阻滞

治则：活血通络，醒脑提神。取背俞、阳明、厥阴经穴为主。

处方：膈俞、肝俞、合谷、太冲、太阳、百会。

方义：膈俞、肝俞以疏肝理气、活血化瘀；合谷升而能散，善以行气、气行血行、通经活络；太冲调肝养血、通经行瘀，配太阳、百会以开窍醒脑提神。

刺灸法：毫针刺，用泻法。留针 15～20 分钟，间歇行针 2～3 次。

1.27 健 忘

健忘系指记忆力减弱、遇事易忘的一种病证。

现代医学的神经衰弱、脑动脉硬化等疾病出现健忘症状者,可参考本篇进行辨证治疗。

病因病机

本病之病因较为复杂。多因思虑过度,劳伤心脾,心脾亏损;或房事不节,肾精暗耗,肾阴不足,以致心肾不交;或年老肾衰,心气不足,神明失聪;或因痰饮瘀血,痹阻心窍等而引起健忘。

辨证

1. 心脾两虚 遇事善忘,精神倦怠,四肢无力,心悸少寐,纳呆气短,声低语怯,面色少华,舌苔薄白或白腻,舌质淡,有齿痕,脉细弱无力。

2. 心肾不交 遇事善忘,腰酸腿软,或有遗精,头晕耳鸣,或手足心热,心烦失眠,舌质红,苔薄白,脉细数。

3. 年老神衰 遇事善忘,形体衰惫,神志恍惚,气短乏力,腰酸腿软,纳少尿频,心悸少寐,舌苔薄白,脉细弱无力。

4. 痰瘀痹阻 遇事善忘,兼见语言迟缓,神思欠敏,表情呆钝,舌上有瘀点,舌苔白腻,脉滑或细涩。

治疗

1. 心脾两虚

治则:养心健脾。取背俞、任脉经穴为主。

处方:心俞、脾俞、膈俞、气海。

方义:心俞、脾俞补益心脾,心气旺盛则精力充沛,思虑敏捷,脾气健运则水谷精微得以吸收输布;膈俞补血,气海补气。诸穴合用可使气血充盛,心脾得养则功能正常。

刺灸法:毫针刺,用补法。留针20～30分钟,行针1～2次,亦可针灸并用,每穴灸10分钟。

2. 心肾不交

治则：交通心肾。取背俞、手足少阴经穴为主。

处方：心俞、肾俞、太溪、劳宫、神门。

方义：心俞、肾俞补心肾以交水火；太溪补肾水；劳宫泻心火；神门安神定志。诸穴配伍可使肾水不亏，心火不旺，心肾相交而神清智聪。

刺灸法：毫针刺，补泻兼施。心俞、肾俞、太溪用补法，劳宫、神门用泻法。留针 15～20 分钟，间歇行针 1～2 次。

3. 年老神衰

治则：补肾，养心，健脾，益智。取背俞、足少阴经穴为主。

处方：肾俞、太溪、心俞、脾俞、四神聪①。

方义：肾俞配肾之原穴太溪补肾气、益肾精，以生髓充脑益智；心俞、脾俞以养心脾；四神聪醒神益智，为治健忘之经验穴。诸穴配伍使肾气充沛，肾精充盈，心脾之气旺盛，髓海得养则诸症康复。

刺灸法：毫针刺，用补法。留针 20～30 分钟，间歇行针 1～2 次。肾俞、心俞、脾俞、太溪可针灸并用，或用灸法，每穴灸 10～15 分钟。

4. 痰瘀痹阻

治则：补心气，化痰瘀。取阳明、厥阴经穴为主。

处方：丰隆、足三里、神门、大陵、三阴交、行间。

方义：丰隆以清化痰浊；足三里以调理脾胃，以助豁痰降浊之效；大陵、神门化痰开窍、清心定志；三阴交调理血，分配行间疏调肝脾之气、行瘀化滞。诸穴合用使痰化瘀去，气血流畅，神明有主。

刺灸法：毫针刺，用泻法。留针 15～20 分钟，间歇行针 2～3 次。

其他疗法：耳针

取穴：心、脾、肾、交感、神门、脑点。

操作方法：毫针刺，每次选 3～4 穴，轻刺激，留针 15～20 分钟。或用耳穴压豆法。

---

① 四神聪：针刺、艾灸均可，但要坚持治疗 3 个月以上。

1.28 癫 狂

癫与狂都是精神失常的疾病,癫证是以精神抑郁、表情淡漠、沉默痴呆、语无伦次、静而少动为特征;狂证以精神亢奋、狂躁打骂、喧扰不宁、动而多怒为特征。癫属阴,狂属阳,二者在病理上有一定联系,病情亦可互相转化,故常并称为癫狂。

本病包括现代医学的精神分裂症,反应性精神病,脑器质性疾病所引起的精神障碍等。

病因病机

癫证多由忧思过度,情志抑郁,以致肝失条达,脾气不运,津液凝滞为痰,痰浊上逆,精神失常而成。

狂证多因所求不遂,愤怒伤肝,不得宣泄,郁而化火,煎熬津液,结为痰火,痰火上扰,蒙闭心窍以致神志错乱而发。

辨证

1. 癫证 发病缓慢,初起先有精神苦闷,神志呆滞,继则言语错乱,喜怒无常或终日不语,喜静多睡,不知秽洁,不思饮食,甚者妄见妄闻,舌苔薄腻,脉弦细或弦滑。

2. 狂证 发病急速,病前亦见烦躁易怒,少睡少食,继而狂躁好动,气力倍增,高声叫骂,弃衣奔走,终日不眠,甚至毁物打人,不避亲疏,舌苔黄腻,脉弦滑而数。

治疗

1. 癫证

治则:疏肝解郁,化痰开窍。取手少阴、厥阴和背俞穴主。

处方:神门、大陵、心俞、肝俞、脾俞、太冲、丰隆。

方义:大陵为心包之原穴,又属统治癫狂病"十三鬼穴"之一,神门是心的原穴,善治心性痴呆,二穴配用以宁心安神;心俞、脾俞、肝俞以开心窍、运脾气、疏肝郁;太冲为肝之原穴,可疏肝理气解郁;膻中为气之会,配足阳明之络穴丰隆以调气化痰。诸穴合用共奏疏肝解郁、化痰开窍、宁心安神之效。

随证选穴：不思饮食加中脘、足三里；喜怒无常加间使；妄见加睛明；妄闻加听宫。

刺灸法：毫针刺，用平补平泻法。留针15～30分钟，间歇行针2～4次。

2. 狂证

治则：清心、豁痰、醒脑。取督脉、手厥阴经穴为主。

处方：大椎、风府、水沟、丰隆、间使、劳宫。

方义：大椎为诸阳之会，配水沟能清泄阳热、醒脑开窍；风府益脑髓、宁神志；间使配丰隆清心化痰；劳宫为手厥阴心包之荥穴，可清心包而泄心火、定神安志；诸穴共用可使痰火得清，神明有主而狂躁自止。

刺灸法：毫针刺，用泻法。留针15～30分钟，间歇行针2～4次，亦可不留针。大椎可用三棱针点刺出血。

其他疗法：耳针

取穴：心、皮质下、肾、枕、额、神门、交感。

操作方法：毫针刺，每次选3～4穴，癫证用轻刺激，留针15～20分钟，狂证用强刺激，多不留针。均可用耳针埋藏。

1.29　痫　　证

痫证是一种发作性神志失常的疾病，俗称"羊痫风"。以突然仆倒、昏不知人、口吐涎沫、两目上视、肢体抽搐，或口中如猪羊叫声、醒后如常人为主要临床特征。

本病与现代医学的癫痫基本相同，无论原发性或继发性癫痫均可参照本篇进行辨证治疗。

病因病机

本病多由惊恐郁怒，心肝气郁或饮食伤脾，脾虚生湿，以致气机郁结，郁而化火，炼湿为痰，气火挟痰横窜经络，上蒙清窍，迫使阴阳发生一时性的逆乱而发病。

辨证

1. 发作期　发作时,常先觉头晕头痛,胸闷欠伸,旋即昏倒仆地,神志不清,面色苍白,牙关紧急,两目上视,手足抽搐,口吐涎沫,并发出类似猪羊叫声,甚至二便失禁,不久渐渐苏醒,症状消失,除感疲乏无力外,饮食起居如常,舌苔白腻,脉多弦滑。

2. 休止期　发作后,精神萎靡,面色不华,头晕,心悸,食少,痰多,腰酸肢软,舌质淡,苔白,脉细滑。

治疗

1. 发作期

治则:化痰开窍,平肝息风。取督脉、任脉、足厥阴经穴为主。

处方:水沟、鸠尾、大椎、间使、太冲、丰隆。

方义:水沟为醒脑开窍之要穴;鸠尾为任脉之络穴,大椎为诸阳之会穴,二穴并用可协调阴阳逆乱;间使以疏通心包经气;太冲以平肝息风、醒脑宁神;丰隆和胃降浊、清热化痰。诸穴合用以奏豁痰开窍、平肝息风、宁神安神之功效。

随证选穴:发作昏迷不苏者加涌泉、气海。

刺灸法:毫针刺,用泻法。一般先刺人中,再针太冲、涌泉,提插捻转至神志清醒为止。或留针 15～20 分钟,间歇行针 2～3 次。

2. 休止期

治则:养心安神,健脾益肾。取手少阴、足太阴经穴为主。

处方:心俞、印堂、神门、三阴交、太溪、腰奇。

方义:心俞、印堂、神门三穴合用以养心安神定志;三阴交、太溪以补脾益肾;腰奇为治疗痫证的经验效穴。

随证选穴:白昼多发作者加申脉;夜间多发作者加照海;痰多加丰隆。

刺灸法:毫针刺,用补法,或平补平泻法。留针 20～30 分钟,间歇行针 1～2次。

按语

继发性癫痫①,应重视原发病的治疗。持续发作伴有高热、昏迷等危重病

---

① 癫痫:应为"痫证"。

例必须采取综合疗法。

1.30 郁 证

郁证是由于情志忧郁、气滞不畅所引起的病症的总称，以心情抑郁、情绪不宁、胸部满闷、胁肋胀痛或易怒欲哭，或咽中如有异物梗阻等为主要症状。

现代医学的癔病、神经官能症、更年期综合征等均可参见本节辨证治疗。

病因病机

本病多因郁怒伤肝，肝失条达，气机郁结，上犯心神；或思虑伤脾，脾失健运，郁而生痰，痰气郁结，日久化火，上扰心神，以致心神不宁；或忧思过度，气机不利，营血暗耗所致。

辨证

1. 肝气郁结　精神抑郁，情绪不宁，胸闷胁痛，腹胀嗳气，不思饮食或腹痛呕吐，大便正常，舌苔薄腻，脉弦。

2. 气郁化火　性情急躁易怒，胸胁胀满，口苦而干，或头痛、目赤、耳鸣，或吞酸嘈杂，大便秘结，舌质红，脉弦数。

3. 痰气郁结　精神抑郁，胸部闷塞，咽中不适，如有物阻，咯之不出，咽之不下，但饮食吞咽不困难，舌苔薄腻，脉弦滑。

4. 阴血不足　无故悲伤，喜怒无常，多疑善惊，心悸烦躁，睡眠不安等，或有突发胸闷，呃逆、暴喑，抽搐等症，严重者可昏迷、僵仆，苔薄白，脉弦细。

治疗

1. 肝气郁结

治则：疏肝解郁，理气调中。取任脉、足厥阴经穴为主。

处方：膻中、肝俞、太冲、中脘、足三里、公孙。

方义：膻中为气之会穴，可调理气机；肝俞、太冲以疏肝解郁；中脘、足三里和胃降逆；公孙为脾之络穴，以健脾和胃。诸穴合用可使肝气条达，脾胃气机调和，诸症得平。

刺灸法：毫针刺，用平补平泻法。留针 15～20 分钟，间歇行针 2～3 次。

2. 气郁化火

治则：清肝泻火解郁，理气和中健胃。取手足少阳和足厥阴、阳明经穴为主。

处方：行间、侠溪、支沟、阳陵泉①、上脘、足三里。

方义：行间、侠溪为足厥阴肝及足少阳胆之荥穴，可清泻肝胆之火；支沟、阳陵泉可疏调经气，以解肝郁；中脘、足三里和胃理气。诸穴配用可达清肝泻火、理气和中、解郁宁神之目的。

刺灸法：毫针刺，用泻法。留针 15～20 分钟，间歇行针 2～3 次。

3. 痰气郁结

治则：疏肝行气，开郁化痰。取足厥阴、任脉经穴为主。

处方：天突、膻中、内关、丰隆、太冲。

方义：天突降气清咽利膈；内关宽胸理气；太冲以疏肝解郁；膻中、丰隆以行气化痰。诸穴合用共奏疏肝行气、开胸化痰、利膈清咽之功效。

刺灸法：毫针刺，用平补平泻法。留针 15～20 分钟，间歇行针 2～3 次。

4. 阴血不足

治则：调肝养血，宁心安神。取手少阴、足厥阴经穴为主。

处方：太冲、神门、心俞、内关、三阴交、巨阙。

方义：肝之原穴太冲可调肝养血、疏肝解郁；心俞配心之募巨阙、心之原神门以宁心安神；三阴交可补血育阴；内关以宽胸理气解郁。诸穴合用可使阴血得充，心神得宁，郁证得除。

随证选穴：暴喑加通里、廉泉；呃逆加天突；抽搐加合谷、阳陵泉；昏厥僵仆加水沟、涌泉。

刺灸法：毫针刺，用平补平泻法。留 15～20 分钟，行针 1～2 次。

其他疗法：耳针

取穴：心、皮质下、枕、脑点、肝、内分泌、神门。

操作方法：毫针刺，每次选 3～4 穴，轻刺激，留针 15～20 分钟。或用耳针埋藏、耳穴压豆法。

---

① 支沟、阳陵泉：治疗胸胁憋闷不舒的效验穴。

1.31 头 痛

头痛系病人的一种自觉症状,可见于多种急慢性疾病中。本篇所述的头痛,是指外感或内伤杂病以头痛为主症者,如属某一疾病过程中所出现的兼证,不属本节讨论范围。

头痛可见于现代医学中感染性发热性疾病、高血压、颅内疾病、神经官能症、偏头痛等多种疾病。

病因病机

外感头痛多因风寒湿热之邪外袭,上犯经络,清阳之气受阻而致。

内伤头痛多因情志刺激,肝气郁结,郁而化火,上扰清空;或肾阴素亏,水不涵木,肝阳上亢;或饮食不节,过食肥甘,脾失健运,痰浊内生,阻遏清阳;或久病、失血之后、气血亏虚,不能上营脑髓而致。

如头痛日久,久痛入络,络脉瘀滞或跌仆损伤,脑髓受损,气血运行不畅可致瘀血头痛。

辨证

1. 外感头痛　发病较急,头痛时作,痛连项背,痛势较剧,如锥如刺,痛有定处,舌苔薄白,脉弦紧。

2. 内伤头痛　发病缓慢,多呈隐痛。空痛、昏痛,疲劳则剧,时作时止。

3. 肝阳头痛　头痛眩晕,多烦易怒,睡眠不宁,面红目赤,口苦,舌红,苔薄黄,脉弦有力。

4. 痰浊头痛　头额昏痛如裹,胸脘痛闷,恶心,甚则呕吐痰涎,便溏,舌苔白腻,脉弦滑。

5. 气血亏虚　头痛头晕,痛势绵绵,遇劳则甚,休息痛减,神疲气短,心悸健忘,食欲不振,面色少华,舌淡,苔薄白,脉细弱无力。

6. 瘀血头痛　头痛如刺,经久不愈,痛处固定不移,视物花黑,记忆力减退,舌有紫斑,脉细涩。

治疗

1. 外感头痛

治则：疏风通络，活血止痛。按头痛部位循经取穴为主，局部取穴为辅。

处方：风池、头维、百会、合谷。

方义：取风池疏风解表止痛，以祛少阳偏头、颈项之风；头维搜风通络止痛，以治阳明头额之风；百会为厥阴肝脉之会，取之以平息巅顶之风；头为诸阳之会，面为阳明之乡，头面有疾取合谷以蠲除头面之风。诸穴合用可达祛风疏经镇痛之效。

随证选穴：前头痛配上星、阳白、印堂；后头痛配天柱、昆仑、后溪；侧头痛配太阳、率谷、外关；头顶痛配通天、脑空、太冲。

刺灸法：毫针刺，用泻法。留针15～20分钟，间歇行针2～3次，疼痛剧烈发作时，持续行针至疼痛减轻或消失后。

2. 内伤头痛

(1) 肝阳头痛

治则：平肝降逆，息风潜阳。取足少阳、厥阴经穴为主。

处方：风池、悬颅、太阳①、行间、侠溪、太溪。

方义：风池、悬颅均为足少阳之经穴，有清热息风镇痛之作用，可平息上亢之风阳之邪；太阳疏调局部经气；行间、侠溪为足厥阴与足少阳之荥穴，可泻肝胆之热邪；太溪补肾水以育阴潜阳。诸穴配伍共奏平肝息风止痛之功效。

随证选穴：目赤加关冲点刺放血；心烦易怒加肝俞、间使。

刺灸法：毫针刺，用泻法，太溪穴用补法。留针10～20分钟，间歇行针2～3次。太阳亦可用三棱针点刺出血。

(2) 痰浊头痛

治则：化痰降浊，通络止痛。取任脉、足阳明经穴为主。

处方：中脘、丰隆、百会、印堂、绝骨。

方义：中脘配丰隆以健运脾胃、化痰降浊，以治其本；绝骨能清三焦之湿浊之邪；百会、印堂可宣发清阳、通络止痛。诸穴配用共达化痰降浊、通络止痛

---

① 太阳：太阳点刺出血，也可用耳尖。

之目的。

随证选穴：呕吐痰涎加内关；便溏加天枢。

刺灸法：毫针刺，用泻法。留针15～20分钟，间歇行针2～3次。

（3）气血亏虚头痛

治则：益气养血，和络止痛。取背俞穴为主。

处方：肝俞、脾俞、肾俞、膈俞、气海、百会、足三里、三阴交。

方义：肝藏血，脾统血，脑为髓海，髓生于肾，故取肝脾肾之背俞穴加膈俞、三阴交以补益气血；取足三里以助生化之源；气海以调补周身之气；百会可升阳举陷，引气血上行以养脑。诸穴合用可使气血充足，髓海得养而头痛可除。

刺灸法：毫针刺，用补法，留针20～30分钟，间歇行针1～2次。

（4）瘀血头痛

治则：活血化瘀，行气定痛。取阿是穴及手阳明、足太阴经穴为主。

处方：阿是穴、合谷、三阴交、膈俞。

方义：阿是穴以泻局部之瘀血，疏通局部经气；合谷升而能散，善疗头面之疾；三阴交配膈俞以活血祛瘀。诸穴配用共达化瘀定痛之目的。

随证选穴：眉棱痛加攒竹；侧头痛加太阳；后头痛加玉枕；头顶痛加四神聪。

刺灸法：毫针刺，用平补平泻或补泻兼施。合谷用补法，余穴用泻法或平补平泻法。留针15～20分钟，间歇行针2～3次。阿是穴可用三棱针点刺出血。

其他疗法

1. 耳针

取穴：皮质下、额、枕、太阳、神门、肝、脾、肾。

操作方法：毫针刺，每次选3～4穴，用中等刺激，留针15～20分钟。头痛顽固者，用强刺激，或在耳背静脉放血。亦可用耳针埋藏或耳穴压豆法。

2. 皮肤针

取穴：太阳、印堂、阿是穴。

操作方法：重刺激，叩至局部皮肤出血。本法适用于风袭经络的外感头痛及肝阳亢逆之头痛。

1.32 面　　痛

面痛指面部一定部位出现阵发性、短暂性、烧灼样剧烈疼痛而言。本病多发于一侧面部的额部、上颌部或下颌部，两侧俱痛者极少见。初起每次疼痛时间较短，间隔时间较长，久则发作次数越来越频，疼痛程度越来越重，发病年龄多在中年以后，女性患者较多。

面痛相当于现代医学的三叉神经病。

病因病机

本病多因风寒之邪袭于阳明筋脉，寒性收引，凝滞筋脉，血气痹阻；或因风热病毒浸淫面部，影响筋脉气血运行而致。亦有因肝胃实热上冲，或肾阴亏虚，虚火上炎而致面痛。

辨证

疼痛发作突然，呈阵发性、放射性、电击样剧痛，其痛如撕裂、针刺、火灼一般，数秒钟或数分钟后缓解，一日可发作数次，间隔时间不一。疼痛部位以面颊上、下颌部为多，额部较为少见。疼痛常有一起点，可因吹风、洗脸、说话、吃饭等刺激此点而诱发。

1. 风寒　面颊疼痛，面部时抽搐、瞤动，遇寒发作或痛甚，得热痛减，兼有头痛，恶寒，鼻流清涕，舌苔薄白，脉弦紧。

2. 风热　面颊火灼样疼痛，面部发热，目赤流泪，烦躁，口干咽燥，苔薄黄，脉弦数。

3. 肝胃实热　面颊火灼样疼痛，烦躁易怒，口苦，目赤，眩晕，胸膈满闷，胁下胀，便秘，舌红质干，苔黄厚，脉弦数或洪数。

4. 阴虚火旺　面颊疼痛，反复发作，颧红，皮肤粗糙，头晕目眩，五心烦热，形体消瘦，舌红、苔少，脉细数。

治疗

治则：通经活络止痛。取阳明、少阳、太阳经穴为主。

处方：额部痛：攒竹、阳白、头维、率谷、中渚。

上颌痛：四白、颧髎、太白、迎香、合谷。

下颌痛：承浆、颊车、下关、翳风、陷谷。

    （1）风寒加风池、风府、列缺。

    （2）风热加大椎、曲池。

    （3）肝胃实热加行间、内庭。

    （4）阴虚火旺加风池、太溪。

方义：本方以近部取穴为主，远部取穴为辅，旨在疏通面部筋脉，使气血调和，以达疏经通络止痛之目的。风寒型加风池、风府、列缺以祛风散寒；风热型加大椎、曲池以祛风热；肝胃实热加行间、内庭以清热泻火；阴虚火旺型加太溪以滋补肾水，取风池以潜阳。

刺灸法：毫针刺，用泻法，阴虚火旺型加太溪应用补法。留针 15～30 分钟，歇行针 2～4 次。亦可用电针，每次选 2 穴通电，疏密波，刺激约 30 分钟。

其他疗法：耳针

取穴：面颊、上颌、下颌、额、神门、交感、皮质下。

操作方法：毫针刺，每次选 3～4 穴，强刺激①，留针 20～30 分钟。或用耳针埋藏法。

1.33 痹　证

痹有闭阻不通之意。凡外邪侵袭经络，气血闭阻运行不畅，引起以肢体、关节、肌肉等处疼痛、酸楚、麻木、关节肿大和屈伸不利为主要症状的病证，统称为痹证。

本病在临床上较为常见，具有渐进性或反复发作的特点。现代医学的风湿热、风湿性关节炎、类风湿性关节炎、痛风、风湿性肌纤维炎等病，均属本证范畴。

---

① 强刺激：可接电针，疏密波。

病因病机

多由卫气不固,腠理空疏,或劳累之后,汗出当风,涉水冒寒,久卧湿地等以致风寒湿邪乘虚侵入,流走脉络而致气血运行不畅发为痹证。

由于人的体质差异或感受病邪不同,其临床症候也异,若风邪偏胜者为行痹,寒邪偏胜者为痛痹,湿邪偏胜者为着痹。若素体阳气偏胜,内有蕴热,复感风寒湿邪,邪郁化热,流注经络,则发为热痹。如痹症日久,经络气血周流不畅,凝滞为瘀,阻闭经络,深入骨骱,发为顽痹。

辨证

1. 行痹　肢体关节肌肉疼痛酸楚,游走不定,上下左右走窜疼痛,以腕、肘、膝、踝处为甚,关节运动不利,或见恶寒发热,舌苔薄腻,脉浮弦。

2. 痛痹　肢体关节肌肉疼痛剧烈,甚者如刀割锥刺,痛有定处,得热痛减,遇寒加剧,日轻夜重,关节屈伸不利,局部不红不热,常有冷感,舌苔薄白,脉弦紧。

3. 着痹　肢体关节肌肉酸痛沉重,痛处较为固定,肌肤麻木不仁,易受阴雨气候影响而加重,舌苔白腻,脉濡缓。

4. 热痹　肢体关节疼痛,局部灼热红肿,痛不可近,活动受限,可涉及一个或多个关节,兼有发热、口渴、心烦、喜冷、恶热等症状,舌苔黄,脉滑数。

5. 顽痹　痹症历时较长,反复发作,骨节僵硬变形,关节附近呈黯黑色,疼痛剧烈,停著不移,不可屈伸,或疼痛麻木,或关节红肿,兼见发热,口渴,尿短赤,或关节冰凉,寒冷季节而痛剧,得热而安,舌质紫暗有瘀斑,脉细涩。

治疗

治则:以扶正祛邪、疏通经络、祛风散寒、化湿为主。根据疼痛部位,局部多取阳经穴为主,亦可采用阿是穴,并结合循经远道取穴。

处方:肩部:肩髃、肩髎、臑俞、合谷。

肘部:曲池、天井、尺泽、外关。

腕部:阳溪、阳池、外关、腕骨。

髀部:环跳、居髎、悬钟。

股部:秩边、承扶、殷门、昆仑。

膝部:梁丘、血海、膝眼、阳陵泉、阴陵泉。

踝部：解溪、商丘、昆仑、太溪、丘墟。

腰脊背部：身柱、腰阳关、夹脊穴、大椎。

(1) 行痹加风池、血海、膈俞。

(2) 痛痹加关元、肾俞。

(3) 着痹加脾俞、足三里、阴陵泉。

(4) 热痹加大椎、曲池、委中。

(5) 顽痹加脾俞、肝俞、肾俞、膈俞、大杼。

方义：局部与循经远道取穴相结合，以疏通经络气血，祛风散寒化湿，扶正祛邪使营卫调和，风寒湿三气无所依附而痹病得解。行痹加风池、血海、膈俞以祛风活血通络；痛痹加关元、肾俞以温肾阳散寒；着痹加脾俞、足三里、阴陵泉以健运脾胃而化湿；热痹加大椎、曲池、委中以疏风泄热、活血通络；顽痹加背俞穴以扶正祛邪、活血化瘀、通络止痛。

刺灸法：毫针刺，用泻法或平补平泻法。留针20～30分钟，间歇行针2～3次。痛痹、着痹、顽痹多针灸并用。

其他疗法

1. 皮肤针

取穴：关节局部肿胀处、背部脊柱两侧相应的夹脊穴或背俞穴。

操作方法：中等刺激，叩至皮肤微微出血为度，刺后可局部加拔火罐，隔日一次。

2. 灸法

取穴：神阙。

操作方法：切2分厚的姜片，在中心用针穿数孔，置于神阙穴，以中艾炷施灸，每次5～7壮。本法适用于痛痹、着痹、顽痹。

1.34　痿　证

痿证是指肢体筋脉弛缓，手足痿软无力，伴有肌肉萎缩，甚至运动功能丧失而成瘫痪之类的病症。因其多见于下肢，故又称痿躄。

本证常见于现代医学的多发性神经炎、急慢性脊髓炎、进行性肌萎缩、重症肌无力、周期性麻痹、肌营养不良症、癔病性瘫痪及外伤性瘫痪等。

病因病机

本病多因感受温邪热毒,上犯于肺,肺受热灼,津液耗伤,不能输精于皮毛,筋肉失于濡养;或因嗜食辛辣甘肥,脾胃积热,津液亏耗,筋肉失却滋养遂成痿证;或因久卧湿地,涉水淋雨,感受湿邪,湿留不去,郁而化热,蕴蒸阳明,以致宗筋弛缓而成;或因久病体虚,房劳过度,肝肾精血亏损,筋脉失其营养而渐成痿证;亦有因跌仆损伤,经脉受损,气血运行受阻,筋脉失养,弛缓而发为痿证。

辨证

1. 肺胃热盛 肢体突然软弱无力,兼有发热咳嗽、心烦、口渴、小便短赤、大便泄泻,舌红,苔黄,脉细数或滑数。

2. 湿热浸淫 肢体困重,痿软无力,或微肿而热,兼见发热,多汗,胸脘痞满,小便混浊,舌苔黄腻,脉濡数。

3. 肝肾阴亏 两足渐见痿软,兼有腰背酸软,头晕目眩,遗精早泄,而色少华,或心悸,自汗,月经不调等,舌红少苔,脉细弱。

4. 外伤 有外伤病史,肢体麻木,痿废不用,或有大小便失禁,舌苔薄白,脉缓或涩。

治疗

治则:以通调经气,濡养筋骨为主。取手足阳明、少阳、太阴经穴为主。肺胃热盛佐以清热润肺;湿热浸淫佐以清热化湿;肝肾亏虚佐以补肝养血、益肾填精;外伤型佐以补气活血通络。

处方:上肢:肩髃、曲池、外关、合谷。

下肢:髀关、梁丘、足三里、阳陵泉、环跳、悬钟、解溪。

(1)肺胃热盛加尺泽、肺俞、内庭。

(2)湿热浸淫加脾俞、阴陵泉。

(3)肝肾阴亏加肝俞、肾俞、太溪。

(4)外伤加相应节段夹脊穴。

方义:阳明为水谷之海,后天生化之源,至宗筋,《内经》有"治痿独取阳明"之说,故取手足阳明经穴轮换使用,清其热而疏调经气;阳陵泉为筋之会,悬钟为髓之会,取之以濡养筋骨。配尺泽、肺俞、内庭以清泄肺胃之热;脾俞、阴陵泉清利湿热;肝俞、肾俞、太溪补肝肾之阴;夹脊穴疏调局部经气,通经活络。

随证选穴:发热加大椎;多汗加合谷、复溜;小便失禁加中极、三阴交;大便失禁加大肠俞、次髎。

刺灸法:毫针刺,肺胃热盛及湿热浸淫型用泻法;肝肾阴亏型用补法;外伤型用平补平泻法。留针15～30分钟,间歇行针2～3次。

其他疗法: 皮肤针

取穴:肺俞、肝俞、脾俞、胃俞、肾俞或沿手足阳明经线叩刺。

操作方法:轻刺激,叩至皮肤呈现红晕为度,隔日一次。

1.35 腰 痛

腰痛又称腰脊痛,疼痛的部位或在脊中,或在一侧,或在腰脊旁,是临床常见的证候之一。

本证多见于现代医学的腰部软组织损伤、肌肉风湿以及脊柱病变等。本节重点叙述寒湿腰痛、肾虚腰痛、外伤腰痛。其他原因引起的腰痛,可参考有关章节论治。

病因病机

多因寒湿之邪客于经络,以致腰部气血运行失畅;或久病肾虚,房劳过度,精气损耗,腰部经脉失于濡养;或因负重闪挫,跌仆撞击,经络受损,致使气滞血瘀等而发为腰痛。

腰为肾之府,督脉并于脊里,肾附其两旁,膀胱经脉挟脊、络肾、抵腰脊,故腰痛与肾和膀胱经的关系最为密切。

辨证

1. 寒湿腰痛 多有感受寒湿之邪的病史,起病较急,腰脊酸痛,或拘急强直,不可俯仰,或痛连骶、臀、股、腘,疼痛时轻时重,患部有恶冷感,每逢阴雨天则加重,舌苔白腻,脉沉弱或沉迟。

2. 肾虚腰痛 起病缓慢,腰部隐隐作痛,绵绵不已,腰腿酸软无力,神倦肢冷,劳累则痛甚,舌淡,脉沉细。

3. 外伤腰痛　腰部有外伤史,腰脊强痛,痛有定处,按压或身体转侧时则疼痛更甚,舌质淡红或紫暗,脉弦或涩。

治疗

1. 寒湿腰痛

治则:散寒祛湿,温经通络。取背俞、足太阳经穴为主。

处方:肾俞、腰阳关、关元俞、次髎、委中。

方义:腰为肾之府,取背俞以益肾气;腰阳关位于腰脊,可激发督脉阳气;配关元俞、次髎以调经气,通经活络止痛;委中为治腰背痛之要穴。诸穴合用共达健腰脊、除寒湿、止疼痛之目的。

刺灸法:毫针刺,用平补平泻法。留针15~20分钟,间歇行针2~3次。亦可针灸并用,每穴灸10~15分钟。

2. 肾虚腰痛

治则:益肾气,强腰脊。取督脉和足太阳、少阴经穴为主。

处方:肾俞、命门、志室、太溪、委中。

方义:取肾俞以温补肾气;命门、志室、太溪以补肾阳、益肾精;委中通经活络、强健腰脊。诸穴合用共奏补肾壮阳、行气止痛之功。

刺灸法:毫针刺,用补法。留针20~30分钟,间歇行针1~2次。肾俞、命门、志室可针灸并用,每穴灸15~20分钟,或用温针灸。

3. 外伤腰痛

治则:通经活血,祛瘀止痛。取阿是穴和足太阳经穴为主。

处方:阿是穴、膈俞、次髎、委中、后溪。

方义:阿是穴以疏调局部经气,调理局部气血;取膈俞、次髎以活血祛瘀止痛;委中为远道取穴,以通经活络;后溪为八脉交会穴之一,通于督脉,可疗腰脊痛。诸穴共用以达活血通络、祛瘀止痛之目的。

随证选穴:痛甚可加人中①。

刺灸法:毫针刺,用泻法。留针15~20分钟,间歇行针3~4次。委中穴亦可用三棱针点刺出血。急性腰扭伤者人中、后溪穴进针后频频捻针,嘱患者活动腰部。阿是穴可点刺出血,然后拔火罐,使瘀血尽出。

其他疗法: 耳针

取穴:腰椎、骶椎、肾、神门、皮质下。

操作方法:毫针刺,强刺激,留针 20 分钟。或用耳穴压豆法,在刺激耳穴的同时,嘱患者活动腰部,作举手,弯腰、转侧等动作。

1.36 漏 肩 风

漏肩风又称肩凝症。患者年龄多在 50 岁左右,故又有五十肩之称。以单侧或双侧肩关节沉重疼痛,运动受限为主证。

本病现代医学称之为肩关节周围炎。

病因病机

本病多因营卫虚弱,筋骨衰颓,复因局部感受风寒,或劳累闪挫,或习惯偏侧而卧,筋脉受到长期压迫,遂致气血阻滞而成肩痛。

辨证

初病时单侧或双侧肩部酸痛,其痛多牵连上臂及项背,日轻夜重,遇冷则痛甚,得暖则减缓。晚期肩关节呈不同程度僵直,手臂上举、外旋、后伸等运动均受限制。病情迁延日久,可导致患肢肌肉萎缩。

治疗

治则:祛风散寒,活血通络。取手三阳经穴为主。

处方:肩髃、肩贞、臂臑、曲池、外关、合谷、后溪。

方义:肩髃、肩贞、臂臑为局部取穴,以疏通局部经气、活血通络止痛;曲池、外关、合谷为远道取穴,疏导阳明经气、祛风散寒;后溪为手太阳小肠经之俞穴,其脉绕肩胛交肩上,取此穴能搜肩臂之风寒,通经活血止痛。诸穴配伍共达祛风散寒、活血通络止痛之目的。

随证选穴:疼痛连及项背者加天柱、秉风、曲垣。

刺灸法:毫针刺,用平补平泻法,留针 20~30 分钟,间歇行针 2~3 次。多针灸并用,肩穴灸 20 分钟,或用温针灸。

其他疗法:耳针

取穴:肩髃、肩关节、锁骨、神门、交感、皮质下。

操作方法:毫针刺,每次选 3～4 穴,中等刺激,针刺时可频频捻针,嘱患者适当活动患肢,留针 20 分钟。或用耳穴压豆法。

1.37 消 渴

消渴是以多饮、多食、多尿、形体消瘦或尿有甜味为特征的病证。现代医学称之为糖尿病。

病因病机

本病多因情志失调,精神烦劳,心火偏亢,消灼肺阴;或饮食不节,脾胃积热,化燥伤津;或恣情纵欲,房劳伤肾,肾精亏耗而致上、中、下三消。

辨证

1. 上消 烦渴多饮,口干舌燥,兼见尿多、食多,舌尖红,苔薄黄,脉洪数。

2. 中消 食量倍增,消谷善饥,嘈杂,烦热,多汗,形体消瘦,或大便干结。兼见多饮、多尿、舌苔黄燥,脉象滑数。

3. 下消 小便频数,量多而略稠,口干舌燥,渴而多饮,头晕,目糊,颧红,虚烦,善饥而食不甚多,腰膝酸软,舌质红,脉细数。久病阴虚及阳,可兼见面色黧黑,畏寒肢冷,尿量特多,男子阳痿,女子经闭,舌质淡,苔白,脉沉细无力。

治疗

治则:清泄三焦蕴热。上消取手太阴、少阴经穴为主;中消取足阳明、太阴经穴为主;下消取足少阴、厥阴经穴为主;辅以背俞及经外奇穴。

处方:上消:少府、心俞、太渊、肺俞、胰俞①;

中消:内庭、三阴交、脾俞、胃俞、胰俞;

下消:太溪、太冲、肝俞、肾俞、胰俞。

① 胰俞:第 8 胸椎棘突下旁开 1.0 寸。

方义：上消宜清心肺，故取手少阴之荥穴少府配心俞以泻心火；取手太阴之输、肺之原太渊配肺俞以补肺阴。中消宜调脾胃、清胃热、养胃阴，故取三阴交、脾俞补脾以布津液；足阳明胃经荥穴内庭以清胃热。下消宜治肝肾，故取肾之原穴太溪、肾俞以补肾纳气，太冲、肝俞以平肝降火。经外奇穴胰俞为治疗上中下三消的经验穴。

随证选穴：口下舌燥加廉泉、承浆；嘈杂善饥加中脘、内关；目糊加光明；头晕加上星；阳虚加灸命门。

治法：毫针刺，补泻兼施。少府、心俞、内庭、太冲、肝俞宜用泻法；太渊、肺俞、脾俞、太溪、肾俞、胰俞宜用补法。留针 20～30 分钟，间歇行针 2～3 次。

其他疗法

1. 耳针

取穴：胰、内分泌、肾、脾、胃、肺、三焦、神门、心、肝、耳迷根。

操作方法：毫针刺，每次选 3～5 穴，轻刺激，留针 20 分钟。或用耳穴压豆法。

2. 皮肤针

取穴：脊柱两侧胸$_{7～10}$夹脊穴或背俞。

操作方法：轻刺激，叩至皮肤微微红晕，隔日一次。

按语

本病患者正气虚弱，极易并发感染，针刺时必须注意严格消毒。

病情严重者应配合中医药物治疗。针刺治疗期间宜合理调节饮食。

1.38 脚 气

脚气是以两脚软弱无力、脚胫肿满强直，或虽不肿满而缓弱麻木、步履艰难为特征的一种疾病。因病从脚起，故名脚气。

本病包括现代医学所称的维生素缺乏所致的脚气病。此外如营养不良、多发性神经炎等，凡具有类似证候的疾患，均可参照本篇辨证治疗。

病因病机

本病多因感受水湿雨雾之气，或坐卧湿地，湿邪乘虚侵入皮肉筋脉；或饮食失调,损伤脾胃,脾胃运化失司,热壅于下焦,流注足胫,日渐肿痛而成;或因素来肝肾阴虚,湿邪易从热化,由热化燥,津血不足,遂致筋脉肌肉失养而成。

辨证

本病初起只觉两脚软弱无力,逐渐出现足胫浮肿,麻木酸痛,行动不便等证。根据临床证候,可分为湿脚气、下脚气和脚气冲心三种类型。

1. 湿脚气　足胫浮肿,脚趾疼痛麻木,其势逐渐向上蔓延,腿膝沉重酸软,步行乏力,行动不便。偏于寒湿者,则足胫怯寒喜温;偏于湿热者,则足胫灼热喜凉,或有恶寒,发热,小便短少,舌苔白腻或浮黄,脉濡数。

2. 干脚气　两足无力,腿膝麻木疼痛,时感筋肉挛急,活动欠利,足胫肌肉逐渐萎缩,甚至顽麻萎废,便秘溲黄,舌质淡红,苔薄白或少苔,脉细数。

3. 脚气冲心　足胫肿痛或萎细麻木,步行乏力,突然气急,心悸,恶心呕吐,胸中懊侬,重证则神昏烦躁,语言错乱,唇舌发绀,脉细数无力。

治疗

1. 湿脚气

治则:疏通经络,清化湿热。取足太阴、阳明、少阳经穴为主。

处方:足三里、三阴交、阳陵泉、八风。

方义:湿为阴邪,其性趋下,本病为湿邪逗留下肢,壅阻经络所致,故取足三里、三阴交以振奋脾胃气机,利太阴、阳明之风能胜湿,少阳为风木之经,故取阳陵泉、八风疏风化湿以泄热,湿热既清,则筋脉和利而肿痛可消。

随证选穴:恶寒发热加合谷、大椎、外关;小便短少加阴陵泉、昆仑。

刺灸法:毫针刺,用泻法。留针 20～30 分钟,间歇行针 2～3 次。偏寒湿者可针灸并用,每穴灸 10～15 分钟。偏湿热者八风穴可点刺出血。

2. 干脚气

治则:益阴养血。取足阳明、太阴经穴为主。

处方:解溪、阴市、复溜、血海、照海、悬钟①。

方义:取解溪、阴市、血海补脾胃以资气血;照海、悬钟、复溜补肾阴以益精髓。诸穴合用使气血精髓充沛,筋骨得以濡养,则可防痿健步。

---

① 悬钟:治疗脚气的效验穴,可艾灸。

随证选穴：筋肉挛急加承山；腰痛加委中；膝肿加膝眼、风市。

刺灸法：毫针刺，用补法。留针 15～30 分钟，间歇行针 1～2 次。

3. 脚气冲心

治则：降气泻肺，泄毒宁心。取手太阴、厥阴和手足少阴经穴为主。

处方：尺泽、膻中、劳宫、神门、足三里、涌泉。

方义：取肺经合穴尺泽与气之会穴膻中以清肃宣降肺气；劳宫、神门以宁心安神；足三里和胃降浊；足少阴之井穴涌泉引湿毒下行。诸穴合用共奏降气泻肺、泄毒宁心之功效。

随证选穴：神昏加人中；虚脱灸气海、关元。

刺灸法：毫针刺，用平补平泻法。留针 15～20 分钟，间歇行针 2～3 次。

其他疗法：耳针

取穴：趾、踝、膝、脾、胃、肺、肾、神门。

操作方法：毫针刺，每次选 3～4 穴，用中等刺激，留针 20 分钟。亦可用耳穴压豆法。

1.39 鼓　　胀

鼓胀是因腹部胀大如鼓而得名，以腹部胀大、皮色苍黄，甚则腹皮青筋暴露，四肢不肿或微肿为特征。临床上根据证候表现不同，一般分为气鼓、水鼓、血鼓三类。

本证可见于现代医学多种疾病的晚期，如肝硬化、结核性腹膜炎、腹腔内肿瘤等疾病发生腹水，而出现类似鼓胀的证候时，均可参照本篇辨证治疗。

病因病机

本病多由于酒食不节，情志所伤，劳欲过度，以及黄疸、积聚失治，使肝脾肾功能失调，导致气滞血瘀水停积于腹内而成。

亦有因感受水毒、虫积久延失治而成鼓胀者。

辨证

1. 气鼓　腹部膨隆，膜胀，肤色不变，按之陷而即起，恼怒后胀势更剧，嗳噫或转矢气则舒,腹部叩之如鼓,脘胁痞满,小便短黄,大便不爽或秘结,苔薄白,脉弦细。

2. 水鼓　腹部胀大如蛙腹,皮肤光亮,按之凹陷,移时不起,或有下肢水肿,脘腹膜胀,面色滞黄,怯寒,神倦,小便不利,大便溏薄,苔白腻,脉沉缓。

3. 血鼓　脘腹胀大坚硬,脐周青筋暴露,胁下癥结,痛如针刺,皮肤甲错,面色黄滞晦暗,或见赤丝缕缕,头颈胸臂可出现血痣,潮热,口干不欲引饮,大便或见黑色,舌质紫暗,或有瘀斑,脉细弦或涩。

治疗

1. 气鼓

治则:疏肝理气,和中消胀。取足厥阴、阳明和任脉经穴为主。

处方:膻中、中脘、气海、足三里①、天枢、太冲。

方义:取膻中理上焦之气;中脘疏中焦之气;气海调下焦之气;太冲疏肝解郁;足三里、天枢调肠胃之腑,以和胃消胀。诸穴配合共奏疏肝理气消胀除满之功。

随证选穴:便秘加腹结;胁痛加阳陵泉、支沟;尿黄加阴陵泉。

刺灸法:毫针刺,用泻法。留针20～30分钟,间歇行针2～3次。

2. 水鼓

治则:健脾益肾,调气行水。取背俞、足太阴、少阴、任脉经穴为主。

处方:脾俞、肾俞、水分②、复溜、公孙。

方义:水分是消腹水的要穴,脾主运化水湿,肾主开阖水道,故取脾俞、公孙健脾理气,以通利水湿;肾俞、复溜温补肾气以开水道。诸穴合用可使脾肾之气健旺,水湿得以气化,水道通利而肿胀自消。

随证选穴:大便溏薄加天枢、上巨虚;怯寒灸命门、气海。

刺灸法:毫针刺,补泻兼施,脾俞、肾俞多用补法,余穴用平补平泻法。留针20～30分钟,间歇行针2～3次。水分宜用灸法,可灸15～20分钟。

---

① 足三里:治疗鼓胀,可以瘢痕灸。也可以配合痞根(第1腰椎棘突下旁开3.5寸)瘢痕灸。

② 水分:治疗鼓胀、水肿的效验穴,可艾灸,也可以水分隔鳖甲灸。

3. 血鼓

治则：活血化瘀，行气利水。取募穴及任脉经穴为主。

处方：期门、章门、石门、三阴交。

方义：血鼓多由胁下癥结演变而成，胁下癥结多属肝脾疾患，故取肝募期门、脾募章门以通调二脏的气血；三阴交为足三阴之交会穴，配三焦募穴石门有活血化瘀、行气利水、通脉散结之功效。

随证选穴：膜胀加梁门；黄疸加阳纲；潮热加太溪、膏肓俞。

刺灸法：毫针刺，用泻法。留针 20～30 分钟，间歇行针 3～4 次。

其他疗法：耳针

取穴：肝、肾、胰、大肠、艇中、小肠、三焦。

操作方法：毫针刺，每次选 4～5 穴。中等刺激，留针 15～20 分钟。或用耳穴压豆法。

1.40 水 肿

水肿又名水气，是指人体水液潴留，泛溢肌肤，引起头面、眼睑、四肢、腹部甚至全身水肿而言。根据病因及临床证候可分为"阳水"与"阴水"二类。

本证包括现代医学的急慢性肾炎、充血性心力衰竭、内分泌失调以及营养障碍等疾病所出现的水肿。

病因病机

阳水：多因冒雨涉水，浴后当风；或肌肤疮疖，热毒内陷，以致肺失通调，脾失输布，水湿内停，泛溢肌肤而成。

阴水：多因饮食不节，脾气虚弱或劳倦纵欲，伤及肾气。脾虚则运化无权，水湿内潴，肾虚则气化失职，开阖不利，导致水邪泛溢而成。

阳水迁延不愈，正气渐伤，则可转为阴水；阴水复感外邪，肿势增剧，亦可出现阳水证候。

辨证

1. 阳水 多为急性发作，初起面目浮肿，继则四肢及全身皆肿，按之凹陷恢复较快,皮肤光泽,阴囊肿亮,小便不利,或体有胸中烦闷,咳嗽气粗,肢体酸楚,舌苔白滑而润,脉浮滑或浮数。

2. 阴水　发病多由渐而起,初起足跗微肿,继则面、腹各部均渐浮肿,腰以下为甚,按之凹陷恢复较慢,皮肤晦暗,小便短少。兼有脘痞便溏,神疲怯寒,四肢倦怠,舌质淡,苔白,脉沉细或迟。

治疗

1. 阳水

治则:疏风清热,宣肺利水。取手足太阴、手阳明经穴为主。

处方:肺俞、三焦俞、偏历、阴陵泉、外关、合谷。

方义:上部肿甚,治宜发散。取肺俞配偏历宣肺散寒;外关配合谷以疏风发汗清热,使在表的风湿得从汗解;三焦俞通调水道,阴陵泉健脾利水,使在里的水邪下输膀胱。诸穴合用使表里分消,可收消肿之效。

刺灸法:毫针刺,用泻法。留针15～20分钟,间歇行针2～3次。

2. 阴水

治则:健脾温肾,助阳利水。取任脉,足阳明、少阴经穴及背俞穴为主。

处方:脾俞、肾俞、水分、气海、太溪、足三里。

方义:下部肿甚,治宜分利。取脾俞配足三里健脾化湿;肾俞配太溪温补肾阳;气海以助阳化水;水分以分利水邪诸穴合用,气行则水行,水行则肿消。

随证选穴:脘痞加中脘;便溏加天枢。

刺灸法:毫针刺,用补法或平补平泻法。留针15～30分钟,间歇行针2～3次。可针灸并用,气海穴重灸,灸20～30分钟。

其他疗法:耳针

取穴:肝、脾、肾、膀胱、艇中、皮质下、肺。

操作方法:毫针刺,每次选3～4穴,用中等刺激,留针20分钟。亦可用耳穴压豆法。

1.41 淋　证

　　淋证是以小便频急、淋漓不尽、尿道涩痛、小腹拘急,痛引脐中为特征的病证。根据病机和症状的不同,临床一般分为热淋、石淋、血淋、气淋、膏淋等类型。

　　本病主要见于现代医学的某些泌尿系统疾病。临床上凡有尿路刺激症状,如肾盂肾炎、膀胱炎、肾结核、泌尿系统结石、急慢性前列腺炎、膀胱癌以及乳糜尿等病证,均可参考本书辨证治疗。

　　病因病机

　　凡外感湿热,或脾湿郁热下注,膀胱气化不利,小便频数热痛者为热淋;湿热蕴结,酿而成石,尿中常有砂石,堵塞尿路,刺痛难忍者为石淋;湿热聚集,伤及血分,或久病阴虚火旺,而致络脉损伤,尿中带血者为血淋;老年肾气衰惫,气化不及州都,出尿艰涩,余沥淋漓不尽者为气淋;久病脾肾两虚,脾虚则水谷精微不能输布,肾虚则固摄无权,以致清浊不分,尿如米泔脂膏为膏淋。

　　辨证

　　1. 热淋　起病多急,小便频数,点滴而下,尿色黄赤,灼热刺痛,急迫不爽,痛引脐中,或伴腰痛拒按;或有恶寒发热,口苦,便秘,舌质红,苔黄腻,脉濡数。

　　2. 石淋　尿中时夹砂石,小便滞涩不畅,或尿不能卒出,窘迫难忍,痛引少腹,或尿时中断,或腰痛如绞,牵引少腹,连及外阴,尿中带血,苔薄白或黄,脉弦或数。

　　3. 血淋　尿色红赤,或夹紫暗血块,溲频短急,灼热痛剧,滞涩不利,甚则尿道满急疼痛,牵引脐腹,舌尖红,苔薄黄,脉数有力。

　　4. 气淋　少腹及会阴部痛胀不适,排尿乏力,小便断续,甚则点滴而下,尿频溲清,少气懒言,腰酸神疲,舌淡,苔薄白,脉细弱。

　　5. 膏淋　小便混浊不清,呈乳糜色,置之沉淀如絮状,上有浮油如脂,或夹凝块,或混血液,尿时不畅,灼热疼痛,或腰酸膝软,头昏无力、舌质红,苔白微腻,脉濡数或细数。

治疗

治则：调理膀胱气机，清热利尿通淋。取足三阴经及背俞穴为主。

处方：膀胱俞、中极、阴陵泉、行间、太溪。

　　(1) 热淋加合谷、外关。

　　(2) 石淋加委阳、然谷。

　　(3) 血淋加血海、三阴交。

　　(4) 气淋加气海、水道。

　　(5) 膏淋加气海俞、肾俞、百会。

方义：取膀胱俞配膀胱之募中极以调理膀胱气机；取足太阴经合穴阴陵泉以利小便，使气化复常，小便通利，其痛自止；因肝脉络阴器，故取足厥阴肝经荥穴行间，以泻肝经之气火而镇痛；太溪为肾之原穴，取之以益肾水而清其源。诸穴合用以奏疏调气机、利尿止痛之功。

刺灸法：毫针刺，用泻法或补泻兼施。留针 15～30 分钟，间歇行针 2～3 次。

其他疗法：耳针

取穴：膀胱、肾、交感、枕、肾上腺、内分泌。

操作方法：毫针刺，每次选 3～4 穴，强刺激，留针 20～30 分钟。或用耳穴压豆法。

1.42　遗　精

遗精是指不因性交而精液经常性自行泄出的病证。有梦而遗精者名为"梦遗"；无梦而遗精，甚至清醒时精液流出者名为"滑精"。一般成年未婚男子或婚后久旷者偶有遗精，属生理现象，不能作为病态。

现代医学的前列腺炎、神经衰弱、精囊炎以及某些病证引起的遗精，一般可参考本节内容辨证治疗。

病因病机

梦遗多因劳神过度或恣情纵欲，心火亢盛，肾阴亏耗，心火不得下交于肾，肾水不能上济于心,心肾不交,水亏火旺,扰动精室;或因嗜食甘肥辛辣,损伤脾胃,酿湿生热,湿热下移,淫邪发梦,精室不宁而致。

滑精多系房事过频或久病伤肾,或频犯手淫,或梦遗日久,肾精内枯,肾气虚惫,气不摄精,精关不固,封藏失职而发生。

辨证

1. 梦遗　每在睡眠时发生遗精,睡眠不安,阳事易举,遗精有一夜数次或数夜一次,或兼早泄。多伴有头昏头晕,心烦少寐,腰酸耳鸣,体倦乏力,精神不振,小便黄,舌质红,脉细数。

2. 滑精　无梦而遗,不拘昼夜,甚则动念则精液流出,形体消瘦,面色㿠白,腰部酸冷,舌淡,苔白,脉沉细。

治疗

1. 梦遗

治则:清心降火,益阴涩精。取手足少阴经穴和背俞穴为主。

处方:心俞、神门、肾俞、太溪、关元、志室①。

方义:心俞配心之原穴神门以降心火,下交于肾;肾俞配肾之原穴太溪以滋肾水,上济于心;关元为足三阴与任脉之会,为人体元气之根本,用以补摄下焦元气;志室一名精室,与上穴配伍以达益阴降火、交通心肾、固肾治本、固摄精关之目的。

随证选穴:体倦乏力、精神不振加足三里;头昏加百会;因湿热下注引起小便痛赤、淋漓遗精者加阴陵泉、三阴交。

刺灸法:毫针刺,补泻兼施,心俞、神门用泻法,余穴用补法。留针20~30分钟,间歇行针2~3次。

2. 滑精

治则:补肾益气,固涩精关。取足少阴、任脉经穴为主。

处方:肾俞、三阴交、关元、气海、太溪、大赫、足三里。

方义:三阴交是贯通肝脾肾三经的要穴,用之以补益三阴的虚损,清泄虚火;肾俞、气海、关元、太溪可温补元阳、益气固精;大赫固摄精关;足三里健补

---

①　志室:治疗遗精的效验穴,针刺、艾灸均可。

脾胃以助生化之源。诸穴配伍共奏扶正气、补虚损、固精关之功效。

刺灸法：毫针刺，用补法。留针20～30分钟，间歇行针2～3次。亦可针灸并用。

其他疗法：耳针

取穴：精宫、内分泌、神门、心、肾。

操作方法：毫针刺，轻刺激，留针20分钟。可用耳针埋藏或耳穴压豆法。

1.43　阳　痿

阳痿又称阴痿，是指男子阴茎痿弱不起，临房时举而不坚或坚而不久的一种病证。

现代医学的性神经衰弱和某些慢性疾病表现以阳痿为主症者，可参考本篇内容辨证治疗。

病因病机

本病多因恣情纵欲，或少年误犯手淫，以致精气虚损，命门火衰；或惊恐思虑，心脾及肾气耗伤从而导致阳痿。亦有因湿热内盛，影响肝肾，宗筋弛缓而发为阳痿者。

辨证

1. 命门火衰　阴茎痿弱不举，或举而不坚，面色㿠白，形寒肢冷，头晕目眩，精神不振，腰腿酸软，小便频数，舌淡苔白，脉沉细。如兼心脾损伤者，则有心悸胆怯，失眠等症。

2. 湿热下注　阴茎痿软不能勃起，阴茎潮湿臊臭，兼见口苦或渴，小便热赤，下肢酸困，舌苔腻，脉濡数。

治疗

1. 命门火衰

治则：补肾壮阳，温补下元。取任脉、足少阴经穴为主。

处方：肾俞、命门、关元、三阴交、太溪。

方义：肾俞、命门配肾之原穴太溪可补肾阳、益肾精、温下焦、固元气；三阴交补脾兼及肝肾,为治疗生殖系统病症的要穴;关元可益气填精、振奋阳气。诸穴相配可使元气振奋、精血充实、肾气作强而其病自愈。

随证选穴:心脾亏损加心俞、大陵;头晕目眩者加百会、足三里。

刺灸法:毫针刺,用补法。针关元时针尖向前阴部方向斜刺,使针感放射至前阴部。留针 20～30 分钟,间歇行针 2～3 次。关元、肾俞、命门可用灸法或针灸并用,每穴灸 15～20 分钟。

2. 湿热下注

治则:清热利湿。取任脉、足太阴经穴为主。

处方:中极、三阴交、阴陵泉、行间、足三里。

方义:中极与脾之合穴阴陵泉及三阴交配用,可利小便、清湿热;肝脉络阴器,取肝之荥穴行间以泄肝经湿热;足三里以健脾运湿,湿化则热无所恋。诸穴合用可清热除湿,以治湿热下注所致之阳痿。

刺灸法:毫针刺,用泻法。留针 15～20 分钟,间歇行针 2～3 次。

其他疗法:耳针

取穴:精宫、外生殖器、睾丸、内分泌、肾。

操作方法:毫针刺,中等刺激,留针 20 分钟。或用耳穴压豆法。

1.44 遗尿、小便不禁

遗尿,是指在睡眠中小便自遗,醒后方知的疾病,也称尿床。多见于三岁以上的儿童及少数成年人。小便不禁,是指在清醒状态下不能控制排尿,而尿液自行排出的病证。多见于老人、妇女及病后。

本病范围包括小儿或成人遗尿,以及现代医学的神经功能紊乱和泌尿系统病变所致之小便失禁。

病因病机

本病多因素体虚弱,肾气不足,下元不固,膀胱失约;或年老气衰,房劳伤肾,下元虚冷,肾不摄水;或七情内伤,忧愁思虑伤及肺脾,肺脾气虚,上虚不能制下,膀胱约束无力;或湿热蕴结,下注膀胱所致。亦有因各种原因产生之瘀血,阻于膀胱,膀胱气化失司,不能制约而致遗尿、小便失禁。

辨证

1. 肾阳不足　睡中遗尿,醒后方觉,或尿意频频,尿后余沥,甚则不自禁。兼见形体羸瘦,神疲怯寒,面色㿠白,腰痛肢软,舌质淡,脉沉迟无力。

2. 肺脾气虚　尿意频急,时有尿自遗或不禁,兼见面㿠气短,精神倦怠,四肢无力,食欲不振,大便稀溏,舌质淡,脉缓或沉细。

3. 湿热下注　小便频数,尿热,时有尿自遗,溲赤而臭或尿滴涩淋漓,腰酸低热,苔薄腻,脉细数。

4. 下焦蓄血　小便滴滴不畅,小腹胀满隐隐作痛,可触及块状物,时有尿自遗,舌质紫暗,苔薄,脉涩或细数。

治疗

1. 肾阳不足

治则:温补肾阳、取背俞、任脉经穴为主。

处方:肾俞、膀胱俞、关元、中极、太溪、三阴交。

方义:肾俞配肾之原穴太溪培补肾气以益肾阳;三阴交补益三阴、扶助元气;关元为元气之根,可补元气、助气化;膀胱俞合募穴中极以振奋膀胱机能。诸穴合用可补肾气、益肾阳,肾气充足,膀胱约束有权,则小便失禁与遗尿自愈。

随证选穴:睡眠深沉加百会、神门;年老体衰尿失禁者加气海、命门。

刺灸法:毫针刺,用补法。留针20～30分钟,间歇行针2～3次。肾俞、膀胱俞、关元多用灸法,亦可针灸并用,每穴灸15～20分钟。

2. 肺脾气虚

治则:补肺健脾。取任脉和手足太阴、阳明经穴为主。

处方:肺俞、太渊、脾俞、足三里、气海、三阴交。

方义:肺俞配肺之原穴太渊以补益肺气、通调水道;脾俞、足三里、三阴交补脾胃、益肝肾,以助水液气化输布之功;气海温肾阳、固元气、调补下焦。诸穴配用使脾气能升,肺气能降,膀胱得以制约,小便恢复正常。

随证选穴:尿频加百会、次髎。

刺灸法:毫针刺,用补法。留针20～30分钟,肺俞、脾俞、足三里、气海可针灸并用。

3. 湿热下注

治则：清利湿热。取背俞和足太阴、少阴经穴为主。

处方：膀胱俞、中极、阴陵泉、足通谷、委阳、三阴交。

方义：膀胱俞配中极，俞募相配以疏下焦、利膀胱；阴陵泉配三阴交健脾利湿，以清下焦之湿热；委阳为三焦之下合穴，足通谷为足太阳膀胱经之荥穴，取之以清膀胱之积热。诸穴配伍使下焦湿热祛除，湿去则膀胱自安，约束有权，小便正常。

刺灸法：毫针刺，用泻法。留针 15～20 分钟，间歇行针 2～3 次。

4. 下焦蓄血

治则：活血化瘀。取任脉、足太阴经穴为主。

处方：中极、次髎、三阴交、气海、膈俞。

方义：中极、次髎激发膀胱经气；气海配三阴交及膈俞以行气、活血、化瘀。诸穴合用使瘀血祛除，膀胱气化得复。

刺灸法：毫针刺，用泻法。留针 20～30 分钟，间歇行针 3～4 次。

其他治法：耳针

取穴：肾、膀胱、尿道、皮质下、交感、肺、脾。

操作方法：毫针刺，每次选 3～4 穴，轻刺激，留针 15 分钟。可用耳穴压豆法。

1.45　癃　闭

癃闭是以排尿困难、少腹胀痛，甚则小便不通为主症的一种疾病。癃，指小便不畅，点滴而出，病势较缓者；闭，指小便闭塞，点滴不通，病势较急者。

本证可见于各种原因所引起的尿潴留。

病因病机

本病多因年老体弱或久病体虚，肾气不足，命门火衰，以致膀胱气化无权；或下焦有热，积于膀胱，阻遏膀胱气化；或跌仆损伤，以及外科手术后，经络瘀阻,尿路阻塞而致小便不通。

辨证

1. 肾气不足　小便淋漓不爽,排出无力,面色㿠白,神气怯弱,腰部酸楚,四肢倦怠,舌质淡,脉沉细而尺弱。

2. 热积膀胱　小便量少热赤或闭,小腹胀满,口渴不欲饮,舌质红,苔黄,脉数。

3. 尿路阻塞　小便滴滴不畅或阻塞不通,小腹胀满疼痛,舌有瘀点,脉涩数。

治疗

1. 肾气不足

治则:温阳益气,补肾利尿。取足少阴、背俞穴为主。

处方:肾俞、三焦俞、阴谷、三阴交、气海、委阳。

方义:肾俞配足少阴肾经之合穴阴谷以振奋肾经气机,培补肾气;三焦俞配三焦之下合穴委阳以调理三焦气机,通调水道;三阴交为足三阴交会穴,可健脾益肾、利小便;气海可温补下焦以益元气。诸穴合用共奏补肾气、理下焦、通尿闭之功效。

随证选穴:腰部酸楚加腰阳关、命门。

刺灸法:毫针刺,用补法。留针20～30分钟,间歇行针2～3次。肾俞、三焦俞、气海多用灸法或针灸并用。

2. 热积膀胱

治则:清热利湿。取背俞、足太阴经穴为主。

处方:膀胱俞、中极、三阴交、阴陵泉。

方义:膀胱俞配膀胱之募穴中极以清膀胱之积热,调整膀胱功能,疏调下焦气机;三阴交配足太阴之合穴阴陵泉可清利下焦湿热、健脾利水。诸穴合用共达清利湿热、通利小便之目的。

刺灸法:毫针刺,用泻法。留针15～20分钟,间歇行针2～3次。

3. 尿道阻塞

治则:行瘀散结,通利小便。取膀胱俞募穴及足太阴经穴为主。

处方:膀胱俞、中极、三阴交、水泉、水道。

方义:膀胱俞配中极通调膀胱气机,以利小便;三阴交活血祛瘀、通络利尿;水泉为足少阴之郄穴,配水泉可通利小便、消肿止痛。诸穴合用共奏通经活络、疏调气机、通利小便之功用。

随证选穴:小腹胀满重加气海。

刺灸法:毫针刺,用平补平泻法或泻法。留针15～20分钟,间歇行针2～3次。

其他疗法

1. 耳针

取穴:膀胱、肾、尿道、三焦、交感、皮质下。

操作方法:毫针刺,每次选3～4穴,中等刺激,留针20～30分钟。或用耳针埋藏法。

2. 电针

取穴:维道。

操作方法:毫针刺,针沿皮向曲骨方向透刺约2～3寸,疏密波,通电20～30分钟。

1.46 汗 证

汗证是指由于人体阴阳失调,营卫不和,腠理开阖不利而引起汗液外泄的病证。本节主要讨论自汗、盗汗两种。自汗以时时汗出,动则益甚为主症;盗汗以睡中汗出,醒来即止为特征。

汗证可见下现代医学的多种疾病。如甲状腺功能亢进、植物神经功能紊乱、低血糖、结核病、风湿热及某些传染病的发作期和恢复期等出现自汗、盗汗者,均可参见本节辨证治疗。

病因病机

导致本病的原因很多,如素体阳虚,腠理不密,风邪侵袭,以致营卫不和,卫阳不固;或饮食不节,外感湿邪,损伤脾胃,脾胃失运,湿浊中阻,蕴久化热,熏蒸肌表;或大病久病之后,阴气未复,遗热尚留;或房劳伤肾,衰耗阴精;或饮食药味,积成内热,皆伤损阴血,阴不配阳,阳气内蒸而致汗出。

辨证

1. 自汗 醒而自汗，溅然无时，动作益甚，身冷畏寒，甚则冷汗，或兼有心悸，气短，神疲乏力，脘腹胀闷，苦白或微黄，脉虚弱无力。

2. 盗汗 睡寝汗出，醒则汗收，面赤颧红，五心烦热，舌红少苔，脉细数。

治疗

1. 自汗

治则：补阳固表止汗。取足少阴、手阳明经穴为主。

处方：复溜、合谷、膏肓、肺俞、脾俞、足三里、气海。

方义：合谷为手阳明大肠之原穴，主气；复溜为足少阴肾之经穴，主液，二穴配用以止汗；肺俞、膏肓补肺气、固卫表；脾俞、足三里培补脾胃之气，以资气血生化之源；气海调补元气。诸穴共用可使元气足、卫气固、营卫调和而汗自止。

随证选穴：心悸气短者加内关；脘腹胀闷加中脘。

刺灸法：毫针刺，补泻兼施，复溜用泻法，余穴用补法。留针15～20分钟，间歇行针1～2次。

2. 盗汗

治则：滋阴降火止汗。取手足少阴、厥阴经穴为主。

处方：太溪、阴郄、三阴交、复溜。

方义：太溪为肾之原穴，用以补肾滋阴降火；三阴交以清虚热、益阴血；阴郄为手少阴之郄穴，可养心阴、降心火；复溜益肾阴、除潮热。诸穴配用共达除热、降火止汗之目的。

刺灸法：毫针刺，用平补平泻法。留针15～20分钟，间歇行针1～2次。

其他刺法：耳针

取穴：肺、心、交感、肾上腺、内分泌。

操作方法：毫针刺，中等刺激，留针15～20分钟。或用耳穴压豆法。

1.47 无 脉 证

无脉证是指寸口脉搏动减弱或消失的一种证候。亦可见于下肢的趺阳脉。

本病常见于现代医学的多发性大动脉炎、闭塞性动脉粥样硬化症、血栓闭塞性脉管炎、动脉栓塞等多种疾病。

病因病机

本病多因风寒湿邪侵犯经脉，或脾肾阳虚，气血运行不畅，血行瘀阻，以致脉搏不起。

辨证

寸口脉搏减弱或消失，兼有头昏、视力模糊，臂膊倦怠无力，麻木酸痛，感觉发凉，指端紫。严重者可见抽搐、昏迷等症。若病发下肢其症状与上肢大致相同，但见趺阳脉搏减弱或消失。

治疗

治则：调气活血，祛瘀复脉。取手太阴、足阳明经穴为主。

处方：太渊、人迎、大陵、内关、尺泽。

方义：太渊为肺之原穴，又为脉之会穴，尺泽为肺之合穴，两穴合用以调肺气、活血通脉；人迎为足阳明胃经脉气所发之处，系阳明、太阳之会，阳明经脉多气多血，刺之以调气血、通脉络；大陵、内关为手厥阴心包之原穴和络穴，心包代心行令，故刺之可调血脉而化瘀。诸穴合用共达调气活血、祛瘀复脉之目的。

随证选穴：头昏加风池、百会；视力模糊加睛明；手臂麻木疼痛加曲池、合谷；病发下肢加足三里、隐白、委中、冲阳。

刺灸法：毫针刺，用平补平泻法。留针15～20分钟，间歇行针2～3次，针刺手法不宜过重，以产生一定酸麻感为好，留针时间不宜过长。

其他疗法：耳针

取穴：神门、心、肾、脾、皮质下、内分泌、上肢、肾上腺。

操作方法：毫针刺，每次选4～5穴，轻刺激，留针10～15分钟。一般多采用耳穴压豆法。

1.48 疟 疾

疟疾是以寒战、壮热、休作有时为特征的一种传染性疾病。根据其发作间歇的时间长短不同又分为日疟、间日疟、三日疟。如久疟不愈，胁下有痞块，触之可得者称为疟母。

本病多发于夏秋季节，其他季节也有散在发病。

病因病机

多因感受疟邪及风寒暑湿之气，邪毒侵入人体，伏于半表半里，出入于营卫之间，入与阴争则寒，出与阳争则热，营卫相搏，正邪交争而发为疟疾。

辨证

寒战壮热，发作有时，先呵欠乏力，继而寒战，寒去则内外皆热，甚则高热，神昏谵语，头痛如裂，面赤颧红，胸胁痞满，口苦口干，烦渴引饮，终则遍身出汗，热退身凉，舌苔薄腻而黄，脉弦数。

久疟不愈，时发时止无定时，面色㿠白，倦怠乏力，头目眩晕，肢体羸瘦，胁下形成痞块。

治疗

治则：通调督脉，和解少阳，祛邪截疟。取督脉、少阳经穴为主。

处方：大椎、陶道、后溪、间使、液门①。

方义：大椎为诸阳之会，可宣通阳气而祛表邪；配陶道能通督脉、调阴阳，为截疟之要穴。后溪属手太阳经穴，又为八脉交会穴之一，通督脉，能宣发太阳与督脉经气而驱邪外出；液门为少阳荥经穴，可和解少阳；间使为手厥阴经穴，厥阴与少阳相表里，故取间使以清心热、利三焦、和解表里。五穴合用通阳祛邪、调和营卫、表里双解，疟疾可截。

随证选穴：高热神昏谵语加十二井穴点刺；久疟加脾俞、膏肓；痞块加章门、痞根。

刺灸法：毫针刺，用泻法。针灸治疟，必在疟疾发作之前 2～3 小时进行，寒多热少者可针灸并用，热重寒轻者只针不灸。留针 15～20 分钟，间歇行针 3～4 次。大椎、陶道二穴亦可用三棱针点刺出血。久疟胁下有痞块者灸脾俞、膏肓、痞根，每穴灸 15～20 分钟，或用艾炷灸，每穴 5～7 壮。

① 液门：治疗疟疾效验穴，可以每日针刺 2 次。

其他疗法

1. 耳针

取穴：肾上腺、皮质下、内分泌、神门、肝、脾、胆、耳尖。

操作方法：毫针刺，每次选 3～5 穴，强刺激，留针 15～20 分钟，耳尖采用三棱针点刺出血，均在发作前 2～3 小时施治。亦可采用耳针埋藏或耳穴压豆法。

2. 拔罐法

取穴：大椎、陶道、至阳。

操作方法：先用三棱针点刺出血，随即拔火罐，隔日一次。本法可以单独使用，若配合针灸应用效果更佳。

2 外科病证

2.1 红 丝 疔

红丝疔多发于四肢和面部，以疮形小而根深、坚硬如钉、沿一条红线迅速向上走窜为特征，因此而得名。相当于现代医学中的急性淋巴管炎。

病因病机

本病多由饮食不节，或过食肥甘，导致脏腑蕴热，毒从内发；或因手足处破损，邪毒外侵，流窜经脉，气血阻滞，邪毒留而不去，致生疔疮。

辨证

疔疮初起，形如米粒凸起于皮肤，根底坚硬如钉，自觉痒麻而微痛。继则红肿，灼热，肿势蔓延，疼痛增剧，寒战发热，恶心呕吐，不思饮食。如生于手足，常常在前臂或小腿内侧皮肤上出现一条纵行的红线，迅速向躯干方向走窜，上肢可延至于肘、腋部，下肢可延至于腘窝或腹股沟部。病变附近可见淋巴结肿大及压痛。甚者全身症状明显,壮热烦躁,神昏谵语,小便黄赤,大便秘结,舌质红绛,脉洪数。此属危重证候,中医称为"疔疮走黄"。

治疗

治则:清热解毒,凉血消肿。取督脉和手、足阳明经穴为主。

病发于上肢和头面部处方:灵台①、大椎、曲池、曲泽、中冲、合谷。

方义:灵台为督脉之经穴,善清胸中之热,解皮肤之疮毒;大椎为诸阳之会,阳主表主外,刺之清泄周身肌肤之邪热火毒;曲泽、中冲清三焦之热、消肿止痛;合谷、曲池为手阳明经穴,前者升而能散,偏于行气,后者走而不守,偏于活血化瘀,二穴配伍可调营卫气血、消散肌表之热毒。

病发于下肢处方:灵台、大椎、委中、绝骨(悬钟)。

方义:灵台、大椎用意如同上方;委中泻之能清热凉血、降火解毒;绝骨为足少阳之经穴,能清三焦之热、利湿降浊、消肿止痛。

随证选穴:心烦加关冲;高热神昏谵语加十宣、人中。

刺灸法:毫针刺,用泻法,持续行针 3～5 分钟,不留针。中冲、委中用三棱针点刺出血。

其他疗法:刺络拔罐

取穴:灵台。

操作方法:灵台穴常规消毒后,用三棱针点刺出血,吸拔火罐,如见有红丝,沿红丝起止点常规消毒后,用三棱针从终点开始至起点,每隔 2～3 cm 点刺出血,然后拔罐。

2.2 瘰 疬

瘰疬是指在耳后、颈、项部所发生的以不红、不热、不甚痛为特征的肿块,大小不一,少则一个,多则成串,累累如贯珠之状,小者名瘰,大者曰疬,故名瘰疬。相当于现代医学的颈淋巴结结核。

---

① 灵台:古代治疗红丝疔的常用效验穴。

病因病机

本病多由情志不畅，肝气郁结，气郁化火，炼液成痰，痰火上扰，结于颈项而致；或因肺肾阴虚，肝火偏盛，火炽灼津为痰，痰随气上，结于颈项引起。痰气互结，郁久化热，热盛则肉腐成脓，破溃不收。

辨证

1. 肿疡初期　瘰疬初起，颈项部皮下肿块大小不一，结肿如豆粒，一枚或数枚不等，按之坚硬、推之能动，不热，不痛，皮色不变，一般无明显全身症状。

2. 脓疡中期　结肿日久逐渐增大，推之不易活动，稍有疼痛，局部微热，按之软而应指，皮色暗红，常伴有午后潮热、颧红、乏力等。

3. 溃疡期　常由脓疡中期得不到及时治疗发展而成。脓液稀薄如痰，夹有豆腐渣样脓块，疮口不愈合，逐渐形成窦道，脓液淋漓，长期不愈。

治疗①

肿疡初期

治则：清热化痰，软坚散结。取手足厥阴、足少阳经穴为主。

处方：期门、内关、行间、肩井、足临泣、天井、百劳。

方义：本方标本兼治，期门为足厥阴肝经之募穴，内关为手厥阴心包经之络穴，二穴相伍，可增强疏肝解郁之力，以治其本；行间为肝经之荥穴，肩井为胆经之经穴，足临泣为胆经之输穴，三穴合用，清热豁痰，消肿软坚散结，专治瘰疬；百劳、天井为治瘰疬之经验穴，配之可增强疗效。

随证选穴：项部瘰疬加翳风、颈部瘰疬加臂臑、手三里；腋下瘰疬加肘尖、阳辅。

刺灸法：毫针刺，用泻法，留针10～15分钟，间歇行针2～3次。天井、百劳小艾炷隔蒜灸各5～7壮。

其他疗法：火针

取穴：患处。

操作方法：局部常规消毒后，将肿块捏起，用酒精灯将26号粗毫针烧红，

---

① 原书未列脓疡中期、溃疡期的治疗内容。

与皮肤平行从肿块的一侧穿至对侧,或与皮肤呈垂直角度穿至肿核中心部,不留针,出针后用消毒敷料覆盖,每隔 7～10 天一次。

按语

针灸治疗瘰疬,主要适用于肿疡初期或脓疡中期,而溃疡期一般不宜使用。

2.3 缠腰火丹

本病是皮肤上出现成簇水疱,其痛如火燎,多缠腰而发,故名"缠腰火丹"。即现代医学中的带状疱疹。

病因病机

本病多因情志内伤,以致肝胆火盛,木旺乘土,脾胃受损,健运失职,湿热内蕴,复外感毒邪而发病。

辨证

发病之前常有全身不适,微热,乏力,纳呆等症。发病时病处常有灼痛。

病之初起,皮肤发红,继则出现密集成簇的丘状疱疹,大小不等,迅速变为水疱,三五成群,累累如珠,集聚一处或数处,带状排列,疱群之间皮肤正常。多发于身体一侧,常见于腰肋部、胸腹部,而发于面部者极为少见。

病发于腰肋部,疱疹赤红,灼热疼痛,如烧如燎,兼见口苦,头痛,眩晕,心烦易怒,或耳赤面红,尿短赤,舌红苔黄,脉弦数者,多为风火郁于肝胆之经;病发于胸腹部,疱疹色淡,灼热不甚。水疱溃破后渗出液不断,兼见乏力,纳呆,舌苔黄腻,脉滑数者,多属湿热蕴于脾胃。

治疗

1. 风火

治则:泻肝利胆,清热解毒。取肝胆经穴为主。

处方:灵台、支沟、行间、足临泣、太冲、足窍阴、疹头、疹尾。

方义:灵台能清胸中之热,解皮肤之疮毒,为治疗疮痒之要穴;支沟、行间、足临泣、太冲属手、足少阳和足厥阴之穴,肝胆之脉布于两胁,四穴同刺,可泻肝胆之火、理气消肿止痛;足窍阴为胆经之井穴,能清热泻火、凉血解毒;疹头、疹尾刺之能疏通局部经气,使邪毒直道而出。

随证选穴:疱疹发于头面者加合谷、内庭;热盛者加关冲。

刺灸法:毫针刺,用泻法,留针 20～30 分钟,间歇行针 3～5 次。

2. 湿热

治则:清热利湿,健脾化滞。取足阳明、太阴经穴为主。

处方:局部围针、内庭、公孙、外关、侠溪、委中①、足三里。

方义:局部围针,防止病邪扩散;内庭为足阳明胃经之荥穴,公孙为足太阴脾经之络穴,二穴合用,共奏清热利湿解毒之功;外关为手少阳三焦经之络穴,侠溪为足少阳胆经之荥穴,取之可清热泻火解毒;委中为血之郄穴,能清热凉血解毒;足三里为足阳明胃经之合穴,取之以健脾和胃、清热利湿。

随证选穴:纳呆加中脘;疱疹在腰以上者加膈俞;疱疹在腰以下者加血海、阳陵泉。

刺灸法:毫针刺,用泻法,留针 20～30 分钟,间歇行针 4～6 次。艾条灸足三里,每次 20 分钟。

其他疗法:耳针

取穴:肾上腺、神门、皮质下、相应部位。

操作方法:毫针刺,强刺激,留针 15～20 分钟,间歇行针 3～4 次。亦可耳针埋藏或压豆。

2.4 丹 毒

本病因其发病时皮肤忽然变红,色如丹涂脂染,故名丹毒。其特点是起病突然,患处皮肤红肿热痛,状如云片,边界分明,色红如丹。现代医学亦称此名。

病因病机

本病多由肝脾湿热蕴积,热邪侵及血分;或体表失于卫固,风、热、湿、火之邪毒乘虚而入,内外合邪,两热相搏,暴发于皮肤之间,不得外泄,蓄热而为丹毒。

---

① 委中:点刺放血加拔罐。

辨证

病之初起，全身不适，恶寒发热，继则皮肤出现红斑，焮红灼热疼痛，状似云片，边缘清晰而稍突起，按之退色，松手后即复原状，常迅速向四周蔓延，中间由鲜红转为暗红，经数日后脱屑而愈。或发生水疱，破烂流水，疼痒并作。多伴有烦渴，身热、便秘、尿赤等症。

总之，本病发于半身以上者多属风热，发于半身以下者多属湿热。

治疗

1. 风热

治则：疏风清热，凉血解毒，取督脉和手阳明经穴为主。

处方：灵台、大椎、中冲、曲池、合谷、曲泽。

方义：灵台善清胸中之热，解皮肤之疮毒，是治疗皮肤疮疡的要穴；大椎为诸阳之会，与心包经井穴中冲配用，能疏风清热、泻火解毒；曲池主血，走而不守，合谷主气，升而能散，二者相伍可导气直达病所速而捷；曲泽善清热凉血解毒，以泻秽气。

随证选穴：壮热加少商、商阳；头痛加太阳、印堂；心烦欲吐加内关。

刺灸法：毫针刺，用泻法，留针 15～20 分钟，间歇行针 3～4 次；大椎、中冲、曲泽用三棱针点刺出血。

2. 湿热

治则：清热利湿，凉血解毒。取督脉与足太阳经穴为主。

处方：灵台、委中、悬钟、阴陵泉、三阴交。

方义：灵台解皮肤疮疡之毒；委中清热凉血、祛风利湿、降浊解毒；绝骨为髓之大会，清三焦之热、利湿化浊；阴陵泉、三阴交健脾利湿。五穴合用共奏清热利湿、凉血解毒之功。

随证选穴：腹泻加天枢、关元；高热加十宣、水沟。

刺灸法：毫针刺，用泻法，留针 15～20 分钟，间歇行针 3～4 次。

其他疗法

1. 刺络拔罐

取穴：灵台（上半身加大椎，下半身加委中）。

操作方法：常规消毒，用三棱针点刺出血后，吸拔火罐，留罐 10～15 分钟。

2. 耳针

取穴：神门、肾上腺、皮质下、脾、枕。

操作方法：毫针刺，强刺激，留针 10～15 分钟，间歇行针 1～2 次。亦可耳穴埋针或压豆。

2.5 湿　疹

湿疹是一种常见的皮肤病，有急性和慢性之别，急性湿疹常以对称性、多形性损害、起病急骤、反复发作、局部掀红、水肿、丘疹、水疱、糜烂、瘙痒异常为主要特征，愈后结痂脱落，不留痕迹；慢性湿疹多由急性湿疹转变而来，局部皮肤增厚粗糙，暗红或带灰色，皮损呈鳞屑或苔藓样，经久不愈，常可急性发作。

病因病机

本病多由风热湿邪客于肌肤，阻遏气血，经脉不利，湿热郁遏于皮表所致；或因血虚化燥，皮肤失于濡养，而成慢性湿疹。

辨证

1. **急性湿疹**　起病较急骤，常先出现红斑，继而出现丘疹，数日后形成水疱，多群集片出现。常因搔抓而丘疹或水疱破损，引起渗出，甚者糜烂。患处皮肤掀红瘙痒异常，可伴有舌红苔厚腻，脉滑数。

2. **慢性湿疹**　多由急性湿疹迁延日久，经数日或数年反复发作，耗伤阴血，血虚化燥而成。临床表现为皮肤增厚粗糙，色泽灰暗，皮纹加深，皮损边缘清晰，缠绵难愈，时休时发，可伴有舌红少苔，脉细数。

治疗

1. **急性湿疹**

治则：疏风清热利湿。取足阳明、太阴经穴为主。

处方：大椎、曲池、三阴交、委中、阴陵泉、灵台。

方义：大椎为诸阳之会，配曲池疏表解肌、清热祛风；三阴交为肝、脾、肾三阴经之交会穴，通调足三阴而利湿热；委中清血热、祛风利湿；阴陵泉为足太阴脾经之合穴，能健脾利湿；灵台清三焦之热，解皮肤之疮毒。

随证选穴：腹痛加公孙；便秘加天枢、阳陵泉。

刺灸法：毫针刺，用泻法，留针 15～20 分钟，间歇行针 2～3 次；委中也可用三棱针点刺出血；灵台可用刺络拔罐。

2. 慢性湿疹

治则：养血祛风为主。主要取足三阴经穴。

处方：太冲、三阴交、足三里、血海、膈俞、灵台。

方义：太冲能调肝养血、通经行瘀；三阴交为足三阴之会穴，能补脾调肝益肾，再配足三里以资生化之源；血海、膈俞清血分之热，活血止痒；灵台解皮肌之疮毒。

刺灸法：毫针刺，用平补平泻法，留针 20～30 分钟，间歇行针 2～3 次。

其他疗法：耳针

取穴：心、肺、脾、神门、肾上腺。

操作方法：毫针刺，中度刺激，留针 15～20 分钟。亦可耳穴埋针或压豆。

2.6 风 疹

本病是皮肤出现赤色或苍白色的疹块，发作突然，痒而不痛，遇风而发，时隐时现，故名风疹或瘾疹。疹块消退后不留任何痕迹。现代医学称为荨麻疹。

病因病机

本病常因营卫不和，迎风受邪，邪客于肌腠所致。而风又常与寒、湿、热诸邪相兼侵入人体，故在病机上有风热搏于血分和风寒湿搏于气分之不同，疹块也有赤白之别；或因膏粱厚味，食鱼虾等荤腥动风之品，致风湿热毒内蕴肠胃，熏蒸于肺，内不得泄，外不得透达，郁于皮肤而发风疹。

辨证

风疹之为病，起病突然，皮肤出现疹块，痒而不痛。临证时，除了弄清诱发原因外，分别新旧，明辨疹色及兼证尤为重要，如偏于风热者，其疹块多高起皮肤，色红赤，剧痒，触之有焮热感，遇热则发，遇冷则减，或有心烦口渴，舌红苔黄厚，脉浮数；偏于风寒者，则疹色苍白，得热则缓，遇风寒则甚，或兼有恶寒发热,舌淡苔薄白,脉浮缓或浮紧;胃肠积热者,多由饮食不慎诱发或加剧,常伴有腹痛腹泻或便秘、恶心呕吐等胃肠症状,苔黄腻,脉滑数;若风疹反复发作,经久不愈,每遇劳累则发,兼见头晕、体倦乏力、面色少华、心悸气短、自汗出等,多属气血两虚。

治疗

1. 风热

治则:疏风清热,活血凉血止痒。取手阳明经穴为主。

处方:合谷、曲池、大椎、灵台、风池、委中、膈俞。

方义:本方取合谷、曲池、风池以解肌清热、疏风发表;膈俞、大椎、委中调和营卫、清气分而活血凉血、祛风止痒;灵台清三焦之热,解皮肤疮痒之毒邪。

刺灸法:毫针刺,用泻法,留针 15～20 分钟,间歇行针 2～3 次;大椎、委中用三棱针点刺出血。

2. 风寒

治则:疏风散寒,调和营卫。取手阳明、足少阳经穴为主。

处方:风池、风门、曲池、合谷、大椎。

方义:风池、风门疏风散寒;合谷升而能散,曲池走而不守,二穴共奏散寒解表、祛风止痒之功;大椎能通阳化气,与曲池同用可调和营卫。

刺灸法:毫针刺,用平补平泻,留针 20～30 分钟;大椎、风池、风门可用灸法,每穴灸 30～40 分钟。

3. 胃肠积热

治则:健脾利湿,泻热清营。取手足阳明及足太阴经穴为主。

处方:曲池、足三里、血海、三阴交、灵台。

方义:取曲池、足三里,乃合治内腑之意,以荡涤肠腑之热;血海为足太阴经穴,三阴交为足三阴之会穴,二穴合用以健脾利湿、清热凉血、活血止痒;灵台为治疗疮痒的经验穴,配之疗效更佳。

刺灸法:毫针刺,用泻法,留针 15～20 分钟,间歇行针 2～3 次。

4. 气血两虚

治则:补益中焦,益气养血。取足阳明、任脉经穴为主。

处方:气海、足三里、三阴交、脾俞、合谷、曲池、膈俞。

方义：扶正以祛邪为治本型之根本，故取气海、足三里、三阴交、脾俞以健脾和胃，补益中气，增强气血生化之源，正足则邪自祛；合谷、曲池升而能散，走而不守，配以血之会穴膈俞以疏通周身气血，气行血活，其风自灭而痒止。

刺灸法：毫针刺，气海、足三里、三阴交、脾俞用补法，合谷、曲池、膈俞用平补平泻法，留针20～30分钟，间歇行针2～3次。亦可用艾炷直接灸足三里、脾俞，每穴7～9壮。

其他疗法：耳针

取穴：肺、肾上腺、皮质下、交感、荨麻疹区。

操作方法：毫针刺，中度刺激，留针15～20分钟。亦可耳穴埋针或压豆。

2.7 白疕风

本病系一种慢性红斑鳞屑瘙痒性皮肤病，反复发作，迁延难愈。因皮疹上反复出现多层银白色干燥的鳞屑，搔之脱屑，故名白疕。现代医学称为银屑病，旧称牛皮癣。

病因病机

本病多由外感风湿热邪，蕴滞于皮肤而作。邪郁日久化热，耗伤津血，血燥生风，皮肤失荣，以致皮肤粗糙瘙痒脱屑。

辨证

病之初起多为皮肤间歇性瘙痒，继而出现扁平丘疹，丘疹逐渐融合扩大成片，或密集成群，呈现多形态红色斑丘疹。红斑表层有多层银白色鳞屑，搔之脱落。日久皮肤变得粗糙坚厚，搔之微有脱屑，阵发性剧痒难忍，若患处皮损潮红，瘙痒，脂性脱屑，舌红苔黄腻，脉濡数，多属风湿热偏胜；若病程较长，皮肤干燥肥厚，鳞屑陆续脱落，舌质红苔薄白，脉细弱，多属血虚风燥。

治疗

1. 风湿热

治则：清热利湿，祛风止痒。取手阳明、足太阴经穴为主。

处方：合谷、曲池、太白、阴陵泉、风池、膈俞、人迎。

方义：合谷、曲池善调气血，清阳明之热；配风池和解少阳、解肌透表、疏风散热止痒；太白、阴陵泉为足太阴脾经之原穴和合穴，能健脾利湿；膈俞为血之会穴，能活血祛风止痒；人迎为足阳明经穴，有调和气血、止痒之奇功。

随证选穴：按病变部位循经取穴。如病发于项者加少泽、委中；病发于面颊者加关冲、支沟。

刺灸法：毫针刺，用泻法，留针 15～20 分钟，间歇行针 1～3 次；曲池、阴陵泉可加灸。

2. 血虚风燥

治则：补气养血，祛风润燥。取手、足阳明经穴为主。

取穴：合谷、曲池、三阴交、足三里、血海、人迎。

方义：合谷、曲池善清头面之风热，三阴交补益脾胃兼及肝肾，三穴合用，清热凉血、息风润燥，为本方之主穴；三阴交配足三里，又可升阳益胃、滋阴健脾，以振生血之源；血海为足太阴脾经穴，能调血润燥；人迎活血祛风止痒有奇能。

刺灸法：毫针刺，用平补平泻，留针 15～20 分钟，间歇行针 2～3 次；足三里、三阴交亦可用灸法。

其他疗法：耳针

取穴：肺、神门、肾上腺、肾、心、相应部位。

操作方法：毫针刺，中度刺激，留针 15～20 分钟，间歇行针 1～2 次。

2.8　鹅　掌　风

鹅掌风即手掌部皮肤变得粗厚，硬而燥裂，有微痒，形如鹅掌，因而得名。现代医学称为手癣。

病因病机

本病多因外感毒邪，毒邪生湿，后期毒邪化热化燥，血燥生风，蕴发皮肤，皮肤失养而致。

辨证

病之初起，手掌瘙痒，继而出现皮下小水疱，自掌心延至全手掌，但不犯及手背,逐渐水疱隐没,迭起白皮,皮肤枯槁,粗糙肥厚,甚者燥裂而痒痛,日久可致皮肤皲裂,手指屈伸不利。每遇夏季则轻,逢冬则重。多发生于单侧,亦可双侧并作。

治疗

治则:搜风清热,养阴润燥。取手厥阴、足少阴经穴为主。

处方:涌泉、劳宫、人迎、间使、八邪。

方义:涌泉为足少阴肾经井穴,能清热滋阴润燥;劳宫为手厥阴心包经荥穴,善清二焦之热毒,为治疗鹅掌风之要穴;人迎、间使调营卫而能解毒杀虫;八邪为经外奇穴,能搜风泄毒,为治疗鹅掌风的经验穴。

随证选穴:食欲不振加中脘、足三里;失眠加神门、内关。

刺灸法:毫针刺,用泻法,留针 20～30 分钟,间歇行针 2～3 次。

2.9 白 癜 风

白癜风系皮肤出现无自觉症状的白斑,以无痒痛为特征,现代医学亦称白癜风。

病因病机

本病多由风邪侵入腠理,搏结于皮肤,以致气血失和,气滞血瘀,使皮腠失于濡养所致。

辨证

临床表现分局限性和泛发性。在皮肤上出现白斑,形拔大小不等,数目不定,边界清楚,斑内毛发变白,无痛痒,为局限性白癜风;若泛发至全身,终生不愈,为泛发性白癜风。白斑有的星星点点,可静止不再扩散,有的可自行消退,亦有的进展迅速,病程长短不一。

治疗

治则:调和阴阳,活血祛风。取手、足阳明及足太阴经穴为主。

处方:合谷、曲池、风池、膈俞、肝俞、太冲、三阴交、隐白、人迎。

方义:合谷、曲池、风池调和营卫,清泄诸窍之热,搜周身之风邪;膈俞、肝俞、太冲益血养阴、活血祛风;三阴交健脾益肾调肝而益精血;隐白、人迎能补益脾胃之气,升诸阳。

刺灸法:毫针刺,用平补平泻,留针 15~20 分钟,间歇行针 2~3 次。

其他疗法

1. 皮肤针

取穴:患处。

操作方法:常规消毒后,用皮肤针轻叩,至皮肤红晕,立刻吸拔火罐。

2. 耳针

取穴:肺、脾、心、神门、皮质下、肾上腺、相应部位。

操作方法:毫针刺,强刺激,留针 10~15 分钟。亦可耳穴埋针或压豆。

2.10 油 风

油风是指头皮部突然发生局限性斑状脱发。现代医学称为斑秃。

病因病机

本病多由肝肾亏虚,血虚不能随气上荣皮毛,毛孔开张,风邪乘虚而入,血虚风燥而发;或由肝气郁结,气机不畅,以致气滞血瘀,发失濡养而成。

辨证

本病多无自觉症状,常在无意中偶然发现。初起呈局限性圆形或不规则形斑状脱发,皮肤光亮,边界清楚,小如指甲,大如眼镜片,一至数个不等。继则损害数目与范围均可扩大,甚者头发大部或全部脱落,称为全秃。

若头发成片脱落,轻度瘙痒,伴有头晕,失眠,耳鸣,舌质淡红,苔薄白,脉细弱,多属肝肾亏虚,血虚风燥;若头发成片脱落,病程较长,或兼有面色晦暗,舌边有紫色瘀点,脉涩,多为气滞血瘀。

治疗

1. 血虚

治则:养血祛风安神,补益肝肾。取手厥阴、足太阳经穴为主。

处方:内关、神门、百会、大椎、肝俞、肾俞、膈俞、合谷、三阴交。

方义：内关、神门养血安神；百会、大椎清热祛风止痒；肝俞、肾俞、膈俞益肾养肝、调和气血；合谷、三阴交清上润下、调理肝脾肾，扶正祛邪，引血随气上荣于发。

随证选穴：头晕加上星；食少加足三里、中脘。

刺灸法：毫针刺，用平补平泻，留针 10～15 分钟，间歇行针 1～2 次；大椎、百会也可艾灸。

2. 血瘀

治则：疏肝理气，活血化瘀。取手厥阴、足少阳经穴为主。

处方：内关、阳陵泉、膈俞、风池、百会、肝俞、人迎。

方义：内关、阳陵泉疏肝理气，配膈俞活血化瘀；风池、百会疏风清热止痒；肝俞、人迎清热凉血活血，导气至病所，促进头发新生。

刺灸法：毫针刺，用泻法，留针 15～20 分钟；艾灸患处 20～30 分钟，或以患处皮肤红晕为度。

其他疗法：耳针

取穴：肺、肝、肾、肾上腺、内分泌、脑。

操作方法：毫针刺，弱刺激，留针 15～20 分钟。或耳针埋藏或耳穴压豆均可。

2.11　粉　刺

粉刺又称肺风粉刺，是在颜面、胸背等处发生的丘疹结节。粉刺挤之有米粒样白色粉浆溢出，因之得名。好发于青春期男女，成年后常自愈。现代医学称为痤疮。

病因病机

本病多由肺经风热熏蒸于肌肤，或过食辛辣厚味，脾胃积热，外蕴肌肤而发；冲任不调而致肌肤疏泄功能失调，亦可引起本病。

辨证

粉刺多发生于颜面、背及前胸部。初起为散在或密集的丘疹结节，部分形成粉刺,可挤出乳白色粉质物,继发感染则形成小脓胞。形成脓疱时,面部潮红灼热,刺痒疼痛。脓疱破溃出脓,愈后遗留瘢痕。

治疗

治则:疏风清热,活血散结,兼调冲任。取手、足阳明及督脉经穴为主。

处方:灵台、合谷、曲池、风池、肺俞①、三阴交、太冲。

方义:灵台善清胸中之热,解肌肤疮疡之毒;合谷、曲池调和气血、清泄肌肤之风热;风池和解少阳,善疗头面之风热;三阴交配太冲,调冲任、活血散瘀消结。

随证选穴:发热加大椎;痒者加关冲、委中。

刺灸法:毫针刺,用泻法,留针15～20分钟,间歇行针2～3次;灵台穴可用三棱针点刺拔罐;委中穴亦可点刺出血。

其他疗法:耳尖放血

取穴:耳尖。

操作方法:于耳尖穴部位常规消毒后,左手提捏耳尖穴周围,右手持三棱针点刺,放出血液3～5滴,术毕用无菌干棉球按压针孔,每隔3～5日一次,左右交替。

2.12 扁 平 疣

扁平疣是发生于皮肤浅表的小赘生物,好发于手背及面部,一般无自觉症状。属现代医学中疣的范畴。

病因病机

本病因情志不舒,肝气郁结,阴虚血燥,复感邪毒,内外合邪,搏结于皮肤,以致气滞血瘀,郁于肌肤而发。

辨证

本病好发于青年人,以颜面、手背和前臂最为常见,表面光滑,略高出皮

---

① 肺俞:艾灸30分钟,也可以点刺放血加拔罐,加强清热解毒的功效。

面,小如米粒,大如黄豆,呈淡黄色或正常肤色,边界清楚,或多个散在或密集分布,局部微痒或无自觉症状。有的自行消退,亦可复发。

治疗

治则:疏风清热,活血消疣。取手阳明经穴为主。

处方:合谷、曲池、风池、中渚、太冲。

方义:合谷、曲池行气活血、调和营卫,善清上肢及头面之风热而疗头面诸疾;风池善除外感之风邪;中渚、太冲能泄三焦郁火、和解少阳之气、平肝降火、活血消疣。

刺灸法:毫针刺,用平补平泻,留针20~30分钟,间歇行针3~4次。或艾炷置于扁平疣上直接灸3~5壮。

其他疗法:火针

取穴:每次选疣3~5枚。

操作方法:常规消毒后,用火针从疣之中心点刺至根底部。

2.13 鸡 眼

鸡眼多发于足底部,其根深陷肉里,状似鸡眼,故而得名。现代医学亦称鸡眼。

病因病机

本病多由足底部或趾间部受到经常性挤压、摩擦而引起。

辨证

本病好发于足底经常受压及容易摩擦的部位,初起受压部位皮肤增厚,表面黄白色,无痛苦,继则顶起硬凸,常为圆形,其尖端根深陷向肉内,状似鸡眼,按压痛甚,影响行走。

治疗

治则:软坚化结。以局部取穴为主。

处方:鸡眼局部。

刺灸法:以鸡眼为中心,毫针围刺,针刺深度以达至鸡眼的基底部为准;

亦可针后加灸。

其他疗法：火针

取穴：鸡眼中心。

操作方法：常规消毒后，取火针直刺鸡眼中心，深度以直达其基底部为止；或用火针于鸡眼之左右上下，各刺一针，深度同上。每隔 2～3 日一次，直至鸡眼自然脱落。

2.14 筋 瘤

筋瘤为发生在关节附近筋肉上的囊状肿块，常伴有酸痛乏力。现代医学称为腱鞘囊肿。

病因病机

本病的发病原因，一般认为是局部过度劳累，外伤筋脉；或久经站立，局部气血郁滞，阴滞经脉络道所致。

辨证

本病多发于青壮年，以腕、踝关节处最为常见，肿块自指头到核桃大小不等，呈圆形或椭圆形，表面光滑，动度较小。初起时按之有囊性感，日久则囊性感不明显而表面坚实。常单个或数个同时发生，局部可有酸胀、木痛及乏力感觉。

治疗

治则：活络散结。以局部取穴为主。

处方：囊肿四周。

刺灸法：局部消毒后，用 26 号粗毫针从囊肿的最高点刺入，然后再从上、下、左、右四个方向，向中心行围针刺，出针后即加挤压，挤出胶状黏液，加灸 30 分钟。

其他疗法：火针

取穴：囊肿之高点。

操作方法：常规消毒后，用 24 号粗毫针在酒精灯上烧红，当顶焠刺，出针后立即挤压出囊内液体，刺后加灸 20～30 分钟，隔日一次。

2.15　脂　瘤

　　脂瘤又称粉瘤或豆腐渣瘤,因其囊内充满豆腐渣样物质而得名。现代医学称为皮脂腺囊肿。

病因病机

　　本病常因痰凝气结,聚集肌肤而成。

辨证

　　脂瘤多发于头面、耳、项背、臀部等处。肿物位于皮肤表层内,大小不一,界限清楚,形圆质软。肿物与深部组织不黏连,但与皮肤相连,推之可动,中央有一凹陷小坑,略带黑色,用力挤之,有豆腐渣样物溢出,且有臭气。肿物生长缓慢,一般无自觉症状。

治疗

　　同筋瘤。

2.16　乳　痈

　　乳痈是乳房部的急性化脓性疾病。多发于产后哺乳期,尤以初产妇多见。现代医学称为急性乳腺炎。

病因病机

　　本病的发生,多由忧思恼怒,肝气郁结,导致肝之疏泄失司,乳汁淤滞;或饮食不节,恣食厚味,以致脾升胃降失职,积热于胃;或乳头破裂,外邪内侵,内外之邪互结,乳汁凝滞,久而化热,热盛肉腐,发为乳痈。

辨证

　　本病以患侧乳房红、肿、热、痛,排乳不畅,发热恶寒,全身不适,乳胀触痛拒按为症。

　　1. 肝郁气滞　除主症外,兼见胸闷胁痛、腹胀、口苦咽干、心烦易怒、纳呆、舌苔薄黄、脉弦数。

2. **胃经积热**　除主症外,伴有口渴欲饮、恶心纳差、口臭便秘、舌苔黄、脉洪数。

治疗

1. **肝郁气滞**

治则:疏肝解郁,清热化滞。取厥阴、阳明、少阳经穴为主。

处方:期门、内关、膻中、足三里、行间、肩井。

方义:乳房为足阳明胃经所布,乳头归属于肝经。取肝之募穴期门与心包经之络穴内关及气之会穴膻中,以宽胸理气、疏肝解郁;用胃腑之合穴足三里与肝经之荥穴行间,以清胃热化郁滞、消肿止痛。再配以治乳痈的经验穴肩井,其效更捷。

随证选穴:乳房壅胀加乳根;乳汁不畅加少泽;发热头痛加大椎、风池。

刺灸法:毫针刺,用泻法,留针 15～20 分钟,间歇行针 2～3 次。

2. **胃经积热**

治则:清热散结,消肿通乳。取阳明经穴为主。

处方:乳根、膺窗、少泽、足三里、梁丘、内庭。

方义:足阳明胃经从缺盆下行乳中,故取胃经腧穴乳根、膺窗以清泻胃热、疏通乳道;取胃经之合穴足三里、郄穴梁丘、荥穴内庭,以泻热解毒、消肿散结止痛;佐以少泽,泻热通乳。诸穴相伍共奏清热散结、消肿通乳之功。

随证选穴:乳汁壅滞加膻中、肩井;发热恶寒加大椎、合谷、风池。

刺灸法:毫针刺,用泻法,留针 10～15 分钟,间歇行针 2～3 次;少泽穴用三棱针点刺出血。

其他疗法:耳针

取穴:肝、胃、胸、耳中、内分泌、乳腺、耳尖。

操作方法:毫针刺,强刺激,留针 10～15 分钟;耳尖穴用三棱针点刺出血。

按语

针灸治疗乳痈,主要适用于乳痈初期未成脓者。

2.17 肠　痈

肠痈是热毒内聚,瘀结肠中而生痈脓,故名肠痈。临床以发热恶寒、少腹肿痞、疼痛拒按,或右腿屈而难伸为主要特征。现代医学称为阑尾炎。

病因病机

本病多由暴饮暴食,嗜食膏粱厚味,以致食滞中阻,湿热蕴结肠腑;或食后急暴奔走,伤及肠络;因情志所伤,气机壅塞,气血瘀阻于内,瘀久化热,血败肉腐,发为肠痈。

辨证

1. 瘀滞（未成脓）　腹痛阵作,按之痛剧,腹皮微急,脘腹胀闷,嗳气纳呆,恶心欲吐,稍有发热恶寒,大便正常或秘结,舌质暗红或正常,苔薄白或薄黄,脉弦紧。

2. 蕴热（脓始成而未溃）　腹痛绞剧,腹皮绷紧,右腹下部拒按,腿屈不伸,壮热自汗,大便秘结,小便短赤,舌质红苔黄腻,脉弦滑而数。

治疗

1. 瘀滞

治则:理气止痛,消肿化瘀。取足阳明、足太阴经穴为主。

处方:天枢、大肠俞、足三里、血海、地机。

方义:天枢为大肠之募穴,大肠俞为背部命穴,两者相配,即俞募配穴法,以疏通腑气,调和大肠气机;取胃经之合穴足三里,配以相表里的脾经腧穴血海,以行气活血、化滞逐瘀;取脾经之郄穴地机,理气止痛。五穴相伍,疗效卓著。

随证选穴:腹胀加腹结;发热加合谷、曲池、内庭;呕吐加内关、关冲。

刺灸法:毫针刺,用泻法,留针15～20分钟,间歇行针2～3次。

2. 蕴热

治则:清热利湿,行气导滞。取手、足阳明经穴为主。

处方:上巨虚、天枢、曲池。

方义：大肠为传导之官，主传化糟粕，以通为顺。因病在肠腑，取上巨虚乃"合治内腑"之意，与大肠之募穴天枢相配，具有清热荡滞、疏通肠道气机、利湿通便的作用；曲池穴专调肠腑之气，泄热存津。

随证选穴：发热加合谷、内庭；呕吐加内关；腹胀加腹结、大肠俞；便秘加足三里、阳陵泉。

刺灸法：毫针刺，用泻法，留针 15～20 分钟，间歇行针 3～4 次。

其他疗法：耳针

取穴：阑尾、直肠下端、大肠、交感、神门。

操作方法：毫针刺，强刺激，留针 15 分钟。亦可耳穴埋针或压豆。

按语

针灸治疗肠痈，主要适用于单纯性阑尾炎初起或脓已成而未溃者。

2.18 痔 疮

痔与峙同义，即高突的意思。凡肛门内外生有小肉突起，皆称为痔。痔为肛管直肠部之常见病多发病之一，多见于成年人，故有"十人九痔"之说。现代医学亦称为痔。依发病部位不同而有内痔、外痔、混合痔之别，但以内痔最为多见。因痔核而出现肛门部肿痛、坠胀、瘙痒、出血等症，故中医又称为痔疮。

病因病机

痔多由饮食肥甘，过食辛辣，饮酒过度，燥热内生，或大便秘结，排便久蹲强努，损伤脉络，或久坐、负重、远行，及脏腑本虚，外伤风湿，内蕴热毒，导致湿热下注，结聚肛门，宿滞不散而成。

辨证

内痔初起，肛门坠胀疼痛，痔核一般较小，质柔软，色鲜红或青紫，常因大便挤压摩擦而致便中带血，甚者血出如射，轻者点滴不已。若兼见肛门灼热并有渗出，大便秘结，口渴，舌质红，脉数，多属湿热瘀滞。若患者体质素虚，或因痔疮反复发作，失血过多，而致气血亏损，症见面色萎黄，气短懒言，食少乏力，痔核经常脱出肛外而不能回纳，舌质淡，脉细弱，则属气虚下陷。

外痔主要于肛门之外产生皮瓣,逐渐增大,按之质地较硬,常因久坐、久立或摩擦而致肛部红肿疼痛,但一般不出血。

治疗

1. 湿热瘀滞

治则:清热利湿,行气化瘀。取足太阳、手太阴、手厥阴经穴为主。

处方:孔最、郄门、承山、二白①、合谷、曲池。

方义:孔最为肺经郄穴,肺与大肠相表里,故能清肃肺气而泄大肠之湿热,并善于行气活血止痛;郄门能清湿热、利三焦、行气化瘀止痛;二白为治疗痔疮的经验穴;承山因膀胱经别通于肛,故可导气直达病所,使以上诸穴之效更捷;曲池、合谷疏通大肠经气、行气活血,清大肠湿热。

随证选穴:内痔脱垂加灸十七椎、百会;痔核不消加灸商丘。

刺灸法:毫针刺,用泻法,留针分钟,间歇行针3~4次。

2. 气虚下陷

治则:补益中气,活血消痔。取足太阳、任督二脉经穴为主。

处方:百会、气海、白环俞、承山、孔最、郄门。

方义:百会能升阳举陷;气海能温肾固元气,使百会举陷之功有本基;白环俞可疏通肛门部之经气,并可振奋阳气;孔最肃降肺气,清泻肠腑之热,行气活血止痛;承山因其脉别入于肛,能疏导肛门之气机;郄门清心火、利三焦之气化,行气止痛。

刺灸法:毫针刺,用补法,留针20~30分钟,间歇行针2~3次;气海、百会可针后加灸,也可只灸不针,每次灸30~40分钟。

其他疗法

1. 挑治法

取穴:背部反应点,即压之不变色而略突出于皮肤的褐色点;或上唇系带周围的瘀血点。

操作方法:常规消毒后,用三棱针挑断皮下纤维,或挑破上唇系带上的米粒状瘀血斑点,放出少量血液。每隔3天挑治一次。

---

① 承山、二白:治疗痔疮的效验穴,还有龈交,可见白色或红色囊肿,挑破该穴位。

2. 耳针

取穴：直肠下端、大肠、痔点、皮质下、脾、肾上腺。

操作方法：毫针刺，强刺激，留针 15 分钟。也可耳穴埋针或压豆。

3. 激光疗法

取穴：痔核局部。

操作方法：用氦-氖激光对准痔核部位，直接照射 15～20 分钟，每日 1～2 次。

2.19 落 枕

落枕是指一侧项背肌肉酸痛、转动不利，活动受限为特征的一种疾病。相当于现代医学的项肌风湿痛或劳损性颈椎关节病等。

病因病机

本病多因睡眠时风寒之邪袭入经络，或因睡眠时体位不适，致使脉络受阻，气血不和，筋脉失养，拘急疼痛而发病。

辨证

多在早晨起床后，出现颈项肌肉酸痛强硬，不可左右转侧或回顾，酸楚疼痛向同侧肩臂扩散，检查时有明显压痛，但无红肿，二便正常，舌苔薄白，脉弦紧。

治疗

治则：祛风散寒，舒筋活络。取督脉及手、足太阳经穴为主。

处方：风池、大椎、天柱、肩外俞、肩井、后溪。

方义：风池、大椎、天柱、肩外俞、肩井等穴，能疏通局部经气，祛风散寒；后溪为手太阳经穴，通于督脉，为八脉交会穴之一，有活络舒筋、祛风止痛之功。手太阳之脉，绕肩胛，交肩上，故取此经之穴后溪以治本病。

刺灸法：毫针刺，用平补平泻，留针 15～20 分钟，间歇行针 2～3 次。亦可灸风池、大椎各 15～20 分钟。

其他疗法

1. 刺络拔罐

取穴：压痛点。

操作方法：常规消毒后,用三棱针于压痛点处点刺,迅速将火罐吸拔于此处,留罐 5～10 分钟。

2. 耳针

取穴：颈、枕、膀胱反应点、皮质下、神门。

操作方法：毫针刺,强刺激,留针 10～15 分钟。亦可耳穴压豆。

2.20　冻　疮

冻疮是指机体局部皮肉被严寒侵袭后所引起的以局部皮肤苍白、发绀、刺痒灼痛、水肿、水疱,甚至坏死溃破等为主要特征的一种疾患。多发于手足、面部、外耳等暴露部位。属于现代医学的局部性冻伤。

病因病机

寒冷是导致冻疮的主要原因。而平素气血虚弱,身体缺乏锻炼,或在饥饿、疲劳、长时间静止不动、长时间使用止血带等情况,再被寒邪侵袭,则更易导致气血运行不畅而瘀滞,发为冻疮。

另外,暴冻着热或暴热着冻,也能促使本病的发生。

辨证

轻证：初起受冻部位皮肤苍白,发绀,麻木冷痛,继则水肿,自觉灼痛瘙痒,或局部出现大小不等的水疱。如无感染,逐渐干枯,结痂脱落而愈,一般不遗留瘢痕。

重证：初起受冻部位苍白,冷痛麻木,触觉丧失,继则暗红漫肿,水疱破后疮面呈紫色,出现腐烂或溃疡,溃后流脓流水,收口缓慢,甚则损伤肌肉筋骨,病处感觉、运动功能障碍。继发感染时,可有高热、寒战等全身症状。

治疗

1. 轻证

治则：温经散寒,活血止痛。取局部穴位为主。

处方：根据病变部位选穴如下。

面部：合谷、大椎、人迎、风池、百会。

手部：八邪、合谷、外关、后溪。

足部：八风、太冲、足临泣、涌泉、足三里、隐白。

方义：面部主要为阳明经所布，取人迎、合谷调和面部气血；大椎为诸阳之会，灸之能温经散寒；风池、百会疏通头部经气，以祛风散寒、活血止痛。手部八邪祛风散寒；合谷、后溪、外关调和手部诸阳经之经气，以温经散寒、通络活血。足部八风、涌泉能祛风温经散寒；太冲、足临泣疏经活络、理气止痛；足三里、隐白补益脾气而升诸阳。

刺灸法：毫针刺，用补法，留针 20～30 分钟，间歇行针 2～3 次；大椎、百会、足三里、涌泉、隐白、风池可用灸法。

2. 重证

治则：温经散寒，通阳化气，活血祛瘀。取任脉、督脉及足少阴经穴为主。

处方：大椎、人中、关元、气海、命门、涌泉、合谷、足三里。

方义：大椎、人中、关元、气海四穴同用，可温经散寒、通阳化气；命门、涌泉补肾阳、益精血；合谷、足三里调理中焦，以资气血生化之源，祛瘀生新。

随证选穴：手背冻疮加中渚；足背冻疮加昆仑。

刺灸法：毫针刺，用补法，留针 20～30 分钟；大椎、关元、涌泉、足三里加灸法，每穴温灸 15～20 分钟。

2.21 破 伤 风

破伤风是指机体先有破伤，而后风毒邪气由伤口侵入所引起的以项背强直、角弓反张、口噤、言语不清、筋肉拘急、四肢颤掉、肢体疼痛、口眼歪斜等为特征的一种疾病。现代医学亦称为破伤风。

病因病机

本病因先有机体局部破伤，风毒由伤口乘机侵袭经络，循经窜扰，引动内风，使营卫不得宣通，筋脉失于濡养而致拘急抽搐，甚则脏气逆乱而成危候。

辨证

前驱期：主要表现为乏力，头痛，多汗，烦躁，肢体酸痛，或伤口有牵扯感。

发作期：可见牙关紧闭，不能进食，语言不清，苦笑面容，颈项强直，角弓反张，四肢抽搐阵作不休，高热，但神志清楚，脉沉数或弦数。若见神昏，脉沉，大汗，躁动，多属危候。

治疗

治则：平肝熄风，清热镇痉。取督脉及手、足阳明经穴为主。

处方：大椎、风府、筋缩、人中、合谷、委中、太冲、申脉。

方义：中医认为，"诸暴强直，皆属于风。"阳盛则热，热极生风。治取诸阳之会大椎以及风府、筋缩，以疏通督脉、清热镇痉；取人中专调脊强反折；合谷配太冲，此为四关，意在平肝息风、通关开窍，以解口噤、苦笑之症；委中配申脉，调理膀胱经气以解项背强直。八穴合用则具清热镇痉、平肝息风之功。

随证选穴：颈项强直加后溪；牙关紧闭加下关；四肢抽搐加阳陵泉。

刺灸法：毫针刺，用泻法，留针 20～30 分钟，间歇行针 2～3 次。

其他疗法

1. 刺络拔罐

取穴：大椎及大椎上、下、左、右各 1 cm 处。

操作方法：以上五处，行皮肤消毒后，用三棱针重刺，直至有血流出为度，出血后迅速以大椎为中心将火罐吸拔于此处，留罐 10 分钟，以血不再流出为止。

2. 耳针

取穴：肝、胸、神门、脊柱。

操作方法：毫针刺，强刺激，留针 15～20 分钟。或耳穴埋针。

2.22　蛔　厥

蛔厥是指由于肠道中的蛔虫上窜，钻入胆道而突然引起上腹部阵发性绞痛或钻顶样疼痛。因痛时翻滚嚎叫，恶心呕吐，汗出，甚至肢厥，故名蛔厥。蛔虫退出胆道则疼痛立刻缓解如常人。现代医学称为胆道蛔虫病。

病因病机

本病多由于蛔虫居于肠中,其性好动,善钻孔道,当脏寒胃热时,脏腑功能紊乱,蛔虫妄动上扰,不安其位,上窜胆道而发。

辨证

多数病人有便蛔、吐蛔史,临床上常突然发生剑突下阵发性钻顶样剧痛。病人抱腹屈膝,卧伏床上,或辗转不安,翻滚嚎叫,面色苍白,汗出肢厥。疼痛常向肩背或腰部放射,持续时间长短不一,短则数分钟,长则数小时。间歇期也不规则,多则一日发作数次,少则数日发作一次。蛔虫退出胆道后则疼痛缓解如常人。发作时可伴有恶心呕吐,苔白腻,脉弦数等症。

治疗

治则:疏泄肝胆,理气化痛,安蛔驱虫。取足少阳、足阳明及任脉穴为主。

处方:阳陵泉、内关、支沟、足三里、日月、胸$_{8\sim10}$夹脊穴。

方义:阳陵泉为足少阳经之合穴,日月为胆之募穴,二穴配用能疏泄肝胆之气,以驱蛔止痛;内关通阴维脉,配支沟可调理脏腑功能而安蛔止痛;足三里可疏导胃肠之气、缓急止痛;胸$_{8\sim10}$夹脊穴,可疏导肝胆之气、解痉挛,使驱蛔止痛之效更捷。

刺灸法:毫针刺,用泻法,留针20～30分钟,间歇行针3～4次。

其他疗法:耳针

取穴:交感、神门、肝、胆、十二指肠、胰。

操作方法:毫针刺,强刺激,留针15～20分钟。或耳穴埋针或压豆。

2.23 肠 梗 阻

肠梗阻是指肠腔内容物不能顺利通过,淤滞梗塞于肠道而发生的以腹痛、呕吐、腹胀、矢气及大便均不通为主要特征的一种病证。中医称之为肠结。

病因病机

本病多因暴饮暴食,剧烈活动;或因寒邪凝滞,热邪郁闭,湿邪中阻,瘀血留滞;或因燥屎内结,蛔虫扭结聚团等因素,引起肠道痞塞,寒热结滞,以致胃肠传导阻塞,上关下格而成。

辨证

肠梗阻初起,多见阵发性剧烈腹痛,呕吐,腹胀,几日或数日大便不通,无矢气,下腹部可摸到痛性包块,舌苔黄燥,脉弦紧滑数。

治疗

治则:疏通肠腑,消积导气。取足阳明经穴为主。

处方:天枢、上巨虚、下巨虚、足三里、大肠俞、支沟、丰隆。

方义:天枢为手阳明大肠经之募穴,足三里为足阳明胃经①之下合穴,上巨虚为手阳明经之下合穴,下巨虚为手太阳经之下合穴,大肠俞为背俞穴,上五穴相配,共奏疏通胃肠、消积导气之功;支沟配丰隆,可清热益阴、润燥通便。

刺灸法:毫针刺,用泻法,留针 20~30 分钟,间歇行针 3~4 次。

其他疗法:耳针

取穴:大肠、小肠、胃、腹、神门、皮质下、交感。

操作方法:毫针刺,用泻法,强刺激,留针 15~20 分钟。或耳穴埋针。

按语

针灸治疗仅适应于肠结初期。

3 妇科病证

3.1 月 经 不 调

月经不调,是指月经周期、经期、经量、经色、经质的异常,或伴随月经周期出现的症状为特征的疾病。多与气候环境的改变和情绪波动等因素有关。

---

① 足阳明胃经:应为胃。

病因病机

经行先期：主要因气虚血失统摄，冲任失固或血热，流行散溢使血海不宁，而致月经先期而至。

经行后期：有虚有实，虚者因营血亏损或阳气虚衰而致，血源不足；实者或因气郁血滞，冲任受阻，或因寒凝血瘀，冲任不畅而致经期后延。

经行不定期：多因肝郁气滞，或肾气虚衰，导致气血失调。常见病因如情志抑郁，或愤怒伤肝，或房事不节，生育过多，损伤肾气，冲任失调而致经行先后无定期。

辨证

1. 经行先期　月经先期而至7天以上，甚至经行一月两次，经量较多，色鲜红或紫红，伴有烦热，面赤口干，喜冷饮或见潮热盗汗，手足心热，舌红，苔黄或少苔，脉滑数或细数。

2. 经行后期　月经推迟来潮七天以上，月经量少，色黯或淡，质多清稀或夹有瘀血块，兼有畏寒肢冷，小腹冷痛，遇热则减，或见面色苍白，头晕目眩，小腹隐痛喜按，舌质淡，苔薄白，脉沉迟。

3. 经行不定期　月经或早或迟，不能按期来潮。经量或多或少，经色或紫或淡，经行不畅，常伴胸胁乳房胀痛，心烦易怒，或嗳气不舒，或见头晕耳鸣，腰膝酸软，舌淡，苔白，脉弦或沉弱。

治疗

1. 经行先期

治则：补气养血，调养冲任。取足太阴和任脉经穴为主。

处方：隐白、三阴交、气海、足三里。

方义：隐白为足太阴之根，能补益脾气、升诸阳、统摄气血；三阴交能补脾兼及肝肾、调冲任、养血活血，为治疗妇科疾病要穴；足三里调脾胃，以助气血生化之源；气海固元气、温下焦、益精血、暖子宫。

刺灸法：毫针刺，用补法，留针20分钟，隐白灸30分钟。

2. 经行后期

治则：行气活血，温经散寒。取任脉及足太阴经穴为主。

处方：三阴交、合谷、关元、地机、膈俞。

方义：地机为足太阴脾经郄穴，配膈俞可活血通经；三阴交行气血、通瘀结、益气生血、培元散寒；合谷为手阳明经穴，能行气活血；关元温下焦、暖子宫、益精血，除腹中寒冷。

刺灸法：毫针刺，用补法，留针 20～30 分钟。关元用灸法，每次灸 30～40 分钟。

3. 经行不定期

治则：疏肝理气，调补冲任。取厥阴和任脉经穴为主。

处方：太冲、三阴交、中极、肝俞。

方义：太冲能调肝气、通经行瘀；肝俞疏肝气、益血养阴；中极为任脉经穴，可通调冲任脉气，配三阴交可健脾兼及肝肾，使胞脉得养，冲任之脉调和。

刺灸法：毫针刺，酌情补泻。留针 15～20 分钟。

其他疗法：耳针

取穴：子宫、内分泌、肝、肾、脾、卵巢。

操作方法：毫针刺，中等刺激，留针 15～20 分钟。

3.2 痛 经

妇女每逢行经期间，或行经前后，出现周期性的小腹疼痛，及痛引腰骶，甚则剧痛难忍者，称为痛经。多见于青年妇女。

病因病机

主要机理是气血运行不畅，或由气虚血少，或由气滞血瘀导致冲任经脉不利，经血阻滞胞宫而作痛。

实证：本证多因行经期受寒饮冷，或坐卧湿地，寒湿之邪客于冲任，经血凝滞胞宫；或因肝气郁结，气滞血瘀，经行受阻，不通则痛。

虚证：肝肾不足，生育过多或久病大病之后，气血双亏，血海空虚，胞脉失养，故经行腹痛。

辨证

1. 寒湿凝滞　经前或经期小腹冷痛，拒按喜热，经行量少，色黯有血块，苔白腻，脉沉紧。

2. 气滞血瘀　经前或经期小腹胀痛,胸胁、乳房作胀,月经量少;淋漓不畅,色紫黯有血块,血块排出后则痛减,舌质紫黯有瘀点,脉弦。

3. 肝肾亏损　经期或经后小腹绵绵作痛,按之痛减,经血色淡量少质稀,兼见头晕耳鸣,腰膝酸软,舌淡红,苔薄白,脉沉细。

4. 气血虚弱　经期或经后小腹隐隐作痛,按之则痛减,月经色淡、质清稀,兼有全身乏力,面色苍白无华,纳少便溏,舌淡苔薄,脉细弱。

治疗

1. 寒湿凝滞

治则:温经散寒,利湿化瘀。取任脉和足太阴经穴为主。

处方:气海、天枢、命门、三阴交、次髎。

方义:气海有肾气丸之功;天枢有天雄之热,配以命门可振阳散寒;三阴交能补脾兼及肝肾,并有利湿活血化瘀之功;次髎为治疗痛经的经验效穴。

刺灸法:毫针刺,用补法,针后加灸,留针20～30分钟。

2. 气滞血瘀

治则:理气活血,化瘀止痛。取任脉、足厥阴经穴为主。

处方:太冲、三阴交、合谷。

方义:太冲为足厥阴经原穴,有疏肝解郁、调理气血之功;三阴交为足三阴之交会穴,配合谷以调气行血止痛。

随证选穴:胸闷、胁痛加内关、阳陵泉。

刺灸法:毫针刺,用泻法。留针15～20分钟,不灸。

3. 肝肾亏损

治则:补益肝肾,调补冲任。取任脉、背俞穴为主。

处方:肝俞、肾俞、关元、三阴交。

方义:取肝俞、肾俞补益肝肾;关元属任脉穴,可补益肾气、暖胞宫;三阴交补脾兼及肝肾,能补益精血、调养冲任。

随证选穴:头晕耳鸣加太溪。

刺灸法:毫针刺,用补法,留针15～20分钟。

4. 气血虚弱

治则:益气养血。取任脉和足阳明经穴为主。

处方：关元、肾俞、足三里、三阴交。

方义：关元为任脉经穴，可温补下焦、固元气、暖子宫、益精血、调冲任；取肾俞以补益肾气；三阴交配足三里，可补脾胃益气血、补肝肾调冲任。

刺灸法：毫针刺，用补法。留针15～20分钟，并可针后加灸。

其他疗法：耳针

取穴：神门、交感、子宫、内分泌、肾。

操作方法：毫针刺，中等刺激，每次取2～3穴，留针15～20分钟。也可用耳穴压豆法。

3.3 闭 经

闭经也称经闭，女子年过十八岁月经尚未初潮，或行经而又中断达三个月以上者，称为闭经。现代医学称前者为原发性闭经，后者为继发性闭经。

病因病机

不外虚实两方面，虚者由精血不足，血海空虚，无血可下；实者气滞血瘀，冲任受阻，经血不得下行而致经闭不行。肝肾不足，久病体弱，阴血亏耗，或脾胃虚弱，化源不足，以致冲任失养，无血以下而为经闭；或因情志抑郁，气机不畅，或外感风寒，内伤生冷，邪气客于胞宫，而致经脉阻滞，瘀血凝结，冲任受阻而闭经。

辨证

1. 血虚闭经　年逾十八，尚未行经，或月经后期，经量逐渐减少乃至停闭，腰膝酸软，头晕耳鸣，或见纳少便溏，心悸怔忡，少气懒言，或五心烦热，面色少华，或两颧潮红，舌红或淡，苔少或白，脉细弱。

2. 血滞闭经　月经数月不行，精神抑郁，烦躁易怒，胸胁胀满，或见小腹胀痛或冷痛，拒按，得热则痛减，舌边紫黯，脉沉弦或沉涩。

治疗

1. 血虚闭经

治则：补气养血。取任脉和背俞穴为主。

处方：脾俞、肾俞、气海、足三里。

方义：本方的作用为调理脾胃、补益肾气、充养冲任。脾胃为后天之本，为气血生化之源，气血之源充足，则经血自行，故取脾俞、足三里以健运脾胃；肾为先天之本，肾气足则精血自充，故取肾俞、气海以补肾气、温固下焦。

随证选穴：纳少便溏加天枢；心悸怔忡加内关。

刺灸法：毫针刺，用补法。留针20～30分钟，并针后加灸，每日1次。

2. 血滞闭经

治则：疏肝理气，温经散寒。取任脉和足太阴经穴为主。

处方：中极、合谷、肝俞、胆俞、三阴交、太冲。

方义：中极为任脉经穴，能理冲任而疏调下焦；太冲能调肝养血，通经行瘀；肝俞、胆俞可疏肝理气；三阴交为足三阴经的交会穴，与合谷相配以行气调血而达通经目的。

随证选穴：胸胁胀满加内关。

刺灸法：毫针刺，用泻法。留针15～20分钟，每日1次，属寒邪引起者，中极穴可针后加灸。

其他疗法：耳针

取穴：内分泌、子宫、肝、肾、脾、胃、神门。

操作方法：毫针刺，中等刺激，每次用3～4穴，隔日1次，10次为1疗程。或用耳穴压豆法。

3.4 阴　挺

阴挺是胞宫不同程度的下脱，甚至脱出阴道口之外的病症，包括现代医学的子宫脱垂及阴道壁膨出。

病因病机

本病主要病机是气虚下陷与肾虚不固，致胞络损伤而不能提摄子宫。由于分娩时用力太过，或产后过早从事重体力劳动，而致脾虚气弱，中气下陷，提举无力；或因多产多育，房劳过度，肾气耗损，以致带脉失约，冲任不固，而发为阴挺。

辨证

1. 气虚　子宫下移或脱出阴道口外,劳则加剧,自觉小腹下坠,四肢乏力,少气懒言,面色少华,白带量多,质稀色白,舌淡苔薄白,脉虚弱。

2. 肾虚　子宫下脱,小腹下坠,头晕耳鸣,腰膝酸软,小便频数,夜间尤甚,舌淡红,脉沉弱。

治疗

1. 气虚

治则:升阳益气,固摄胞宫。取督脉和足太阴、阳明经穴为主。

处方:百会①、气海、维道、归来、足三里、三阴交。

方义:百会为督脉经穴,用以升阳提气;气海、维道、归来以补气固摄胞宫;足三里、三阴交可健脾益气。诸穴相合有益气升阳、固摄胞宫的作用。

随证选穴:白带多加阴陵泉。

刺灸法:毫针刺,用补法,针后加灸,每次 20～30 分钟,每日 1 次。

2. 肾虚

治则:补益肾气,固摄胞宫。取任脉、足少阴经穴为主。

处方:关元、肾俞、次髎、曲泉。

方义:关元、肾俞温肾阳、固元气;次髎祛湿热,疗腰酸腰坠;曲泉为肝之合,以养血而利胞宫。

随证选穴:头晕耳鸣加百会。

刺灸法:毫针刺,用补法。针后加灸,每次 20～30 分钟,每日 1 次。

其他疗法:头针

取穴:双侧生殖区、足运感区。

操作方法:毫针刺,间歇捻针 15～20 分钟。

3.5　崩　漏

崩漏是妇女月经周期以外的非正常性子宫出血。出血量多,来势急骤称

---

① 百会:治疗阴挺的效验穴,多用灸法。

为崩；发病较缓,出血量少淋漓不净,则称漏。两者可相互转化,交替出现,故统称崩漏。现代医学的功能性子宫出血即属本病范畴之内,是妇科常见病,以青春期和更年期妇女较为多见。

病因病机

本病主要机理是冲任损伤,不能固摄经血。多因思虑伤脾,中气不足,统摄无权或肾气虚弱,冲任失固而致。若外感邪热或情志不舒,肝郁化火,蕴结下焦,则迫血妄行而成崩漏。

辨证

1. **脾虚** 经血突然暴下,继而淋漓不断,血色淡红,全身倦怠乏力,面色㿠白,气短懒言,纳呆便溏,舌质淡,苔薄白,脉细弱。

2. **肾虚** 肾阳虚者,经血不时而下,量多或淋漓不尽,色淡质清,畏寒肢冷,面色晦暗,腰腿酸软,溲清长,舌淡苔薄白,脉沉细。心悸失眠,腰膝酸软或午后潮热,舌红少苦,脉细数为肾阴虚证。

3. **血热** 经血不时突然大下如崩,或淋漓日久不净,色深红而质稠、心烦口渴,大便干结,小便黄,舌红苔黄或黄腻,脉洪数。

治疗

治则：止崩固漏,摄血培元。取任脉、足太阴经穴为主。

处方：关元、三阴交、隐白。

血热者加血海、行间。脾虚者加脾俞、足三里。肾虚者加肾俞、太溪。

方义：隐白为脾经井穴,可补益脾气升诸阳,以统摄气血；关元为足三阴、冲任之会,可以调补冲任之气,温下焦、固元气、暖子宫、益精血,元气充实,统摄气血之功自复；三阴交为足三阴经之交会穴,有补脾统血之功,为治妇科病的要穴。血热者加血海、行间以清血热,脾虚者加脾俞、足三里以健脾益气,肾虚者加肾俞、太溪以益肾滋阴降火。

随证选穴：纳呆便溏加天枢、上巨虚；大便秘结加支沟。

刺灸法：毫针刺,血热者用泻法,只针不灸；脾虚、肾虚者用补法,针后加灸,留针 15~20 分钟。

其他疗法：耳针

取穴：子宫、内分泌、卵巢、神门、肝、肾、脾。

操作方法：毫针刺，中等刺激，每次选 2～4 穴，每日或隔日 1 次，留针 30 分钟。

3.6 带 下 病

妇女阴道分泌物异常增多，并且色泽、质地以及气味改变者称为带下病，带下以白色较为多见，所以又称白带，是妇科临床的常见病。

病因病机

带下病多因思虑过度，脾胃损伤，运化失职，水湿积聚，流注下焦；或因房劳多产，肾气不足，下元亏损，任带失于固约；或肝经湿热下注而成带下。

辨证

1. 脾虚　带下连绵不断，色白或淡黄，质地黏稠无臭味，面色萎黄，神疲乏力，纳少便溏，舌质淡，苔白腻，脉缓而弱。

2. 肾虚　带下量多，不时而至，色白清稀，腰部酸痛，小腹发凉，小便频数、清长，大便溏薄，舌淡苔白，脉沉迟。

3. 湿热　带下色黄如脓或如米泔，量多而臭，阴中作痒，兼有小腹坠痛，口苦咽干，大便干结，小便短赤，舌苔黄腻，脉滑数。

治疗

1. 脾虚

治则：健脾益气，利湿止带。取任脉、带脉、足太阴经穴为主。

处方：带脉、白环俞、气海、三阴交。

方义：取带脉以固摄本经经气；白环俞、气海可通调任脉和膀胱之气而化湿邪。三阴交以健脾渗湿、调理肝肾。

随证选穴：纳少便溏加中脘、天枢、足三里。

刺灸法：毫针刺，用补法。留针 15～20 分钟，并可针后加灸，每日 1 次。

2. 肾虚

治则：补益肾气，固摄任带。取任脉、带脉和足少阴经穴为主。

处方：关元、带脉、肾俞、次髎①、照海。

方义：取关元、肾俞、照海温下焦、固元气、暖子宫、益精血，除下焦之寒冷；带脉、次髎为治疗带下病的有效穴。

随证选穴：大便稀薄加上巨虚。

刺灸法：毫针刺，用补法。留针 15～20 分钟，针后加灸，每日 1 次。

3. 湿热

治则：清热，利湿，止带。取带脉和足太阴经穴为主。

处方：带脉、次髎、阴陵泉、绝骨、行间。

方义：取带脉以调理本经经气；次髎清泄下焦湿热；用肝经之荥穴行间而泄肝经之郁热；阴陵泉以清泄脾经之湿热；绝骨可清三焦之热、祛湿降浊。

随证选穴：大便干结加支沟。

刺灸法：毫针刺，用泻法。留针 15～20 分钟，每日 1 次。

其他疗法：耳针

取穴：神门、子宫、膀胱、脾、肾。

操作方法：毫针刺，中等刺激。每次选 2～3 穴，隔日 1 次，留针 15～20 分钟。或用耳穴压豆法。

3.7 妊娠恶阻

妊娠恶阻，又称妊娠呕吐，临床以恶心、呕吐、头晕、厌食或食入即吐等为主要特征，是最常见的早期妊娠反应。多在怀孕 3 个月以后逐渐消失。

病因病机

主要由冲脉之气上逆、胃失和降所致，常见有脾胃虚弱、肝胃不和两种。如脾胃素虚，孕后经血不泻，冲脉之气较盛而上逆犯胃，胃气虚则失于和降，随冲气上逆而发呕恶；或由脾虚失运，痰湿内生，阻于中焦，冲气挟痰湿上逆而发呕恶；或因孕后阴血不足，肝气偏旺犯胃，肝胃不和则胃失和降而呕恶。

---

① 次髎：虚证、实证均可用，点刺放血加拔罐，每周 1～2 次。

辨证

1. 脾胃虚弱 受孕之后,脘腹胀满,厌食恶心,甚至食入即吐,口淡,呕吐清涎,神倦思睡,心悸气短,舌淡,苔白腻,脉缓滑无力。

2. 肝胃不和 妊娠初期,呕吐酸水或苦水,胸满胁痛,嗳气叹息,精神抑郁,头胀头晕,烦渴口苦,舌淡,苔微黄,脉弦滑。

治疗

1. 脾胃虚弱

治则:健脾和胃,降逆止呕。取任脉、足阳明、足太阴经穴为主。

处方:中脘、足三里、公孙、脾俞、胃俞、内关。

方义:取足三里以和胃降逆止呕;加公孙以调理脾胃气机而平冲降逆;内关宽胸理气、降逆止呕;脾俞、胃俞配中脘为俞募配穴法,可调腑气、补脾胃。

刺灸法:毫针刺,用补法。留针 15～20 分钟。

2. 肝胃不和

治则:疏肝和胃,降逆止呕。取手足厥阴、足阳明经穴为主。

处方:内关、中脘、足三里、太冲。

方义:取内关可宽胸理气;太冲配足三里可平肝木、补脾土,使土木不相侮;中脘和胃降逆止呕。

随证选穴:痰浊中阻者加丰隆。

刺灸法:毫针刺,用泻法。留针 15～20 分钟,每日 1 次,妊娠精神紧张或习惯性流产者,应慎用针刺,以防流产。

其他疗法:耳针

取穴:神门、肝、胃、脾、交感。

操作方法:毫针轻刺激,每日 1 次,10 次为 1 疗程。亦可用耳穴压豆法。

3.8 胎位不正

胎位不正是指妊娠 28 周后,胎儿在子宫体内的位置异常。常见于经产妇或腹壁松弛的孕妇,本身多无自觉症状。临产后容易出现并发症,因骨盆狭窄,子宫畸形等原因引起的胎位不正,不属本病的治疗范围。

治疗

处方:至阴。

方义:至阴穴属足太阴膀胱经的脉气所发处,肾与膀胱相表里,两经之脉气会接于此,故温灸至阴穴能促使互为表里的两条经脉获得平衡,而使胞胎转正。

灸法:操作时须解松腰带,坐在靠背椅上或仰卧床上,以艾条灸两侧至阴穴 15～20 分钟,每天 1～2 次,至胎位转正后为止。成功率约达 80% 以上,经产妇较初产妇效果更好,以妊娠 7 个月者成功率最高。

3.9 滞 产

产妇临产后总产程超过 24 小时者,称为滞产,多因产力异常,或胎位异常等因素造成,如因子宫畸形、头盆不称引起的滞产,不属针灸治疗范围。

病因病机

本病多因素体虚弱,正气不足或分娩时用力过早,耗伤气血,以致宫缩无力,产力减弱;或因产前贪图安逸,临产时精神过度紧张,或感受寒邪,以致气机不利,气血瘀滞,而成滞产。

辨证

1. 气血虚弱 分娩时小腹阵阵微痛,轻度坠胀,久产不下,或下血量多色淡,面色苍白,心悸气短,神倦无力,舌淡苔薄,脉大而虚或沉细而弱。

2. 气滞血瘀 腰腹疼痛剧烈,阵阵发作,出血量少,色黯红,产程进展缓慢,面色紫黯,精神紧张,胸脘胀闷,时欲呕恶,舌质黯红,脉象沉实,数而不均。

治疗

1. 气血虚弱

治则:补养气血,益气催产。取足阳明、太阴、少阴经穴为主。

处方:气海、三阴交、复溜、至阴。

方义：气海温肾阳、振奋元气；三阴交可统调三阴经气；复溜以补肾益气；至阴为足太阳膀胱经的井穴，为催产之经验要穴。

随证选穴：心悸气短加内关。

刺灸法：毫针刺，用补法，气海用灸法。

2. 气滞血瘀

治则：理气，活血，催产。取手阳明、足太阴经穴为主。

处方：合谷、三阴交、至阴、独阴。

方义：合谷为手阳明经原穴，三阴交为足三阴之交会穴，补合谷、泻三阴交有补气调血下胎的作用；至阴乃足太阳经井穴，独阴为奇穴，均为催产之经验穴。四穴合用可达催产、引产的目的。

随证选穴：胸胁胀满加内关、支沟。

刺灸法：毫针刺，用泻法。

其他疗法：耳针

取穴：子宫、内分泌、皮质下、肾。

操作方法：毫针刺，中等刺激。每隔 3～5 分钟捻针 1 次。

3.10 胞 衣 不 下

胞衣不下是指胎儿娩出之后，胞衣在 30 分钟之内尚未娩出者。现代医学称为胎盘滞留。

病因病机

多因产妇体质虚弱，元气不足或产程过长，耗伤气血，或因感受寒邪，气血凝滞，导致气血运行不畅，胞宫活动力减弱，而不能促使胞衣排出。

辨证

1. 气虚　产后胞衣不下，少腹微胀，按之不痛，有块不坚，阴道流血，量多色淡，伴有面色㿠白，神疲倦怠，畏寒肢冷，舌质淡，苔薄白，脉虚弱。

2. 血瘀　产后小腹冷痛拒按，按之有块而硬，胞衣迟迟不下，阴道流血，量少色黯红，舌质黯，脉沉涩。

治疗

1. 气虚

治则：补气养血。取任脉、足太阴经穴为主。

处方：关元、三阴交、独阴。

方义：关元穴属任脉经穴，通于胞宫，三阴交为足三阴经的交会穴，二穴相配，针灸并用，可益气养血；独阴为经外奇穴，是治疗胞衣不下的经验效穴。

随证选穴：阴道出血较多加隐白，用灸法。

刺灸法：毫针刺，用补法，并可针后加灸。

2. 血瘀

治则：活血祛瘀。取任脉、手阳明、足太阴经穴为主。

处方：中极、合谷、三阴交、肩井、独阴。

方义：中极属任脉经穴，通于胞宫，泻之可活血祛瘀；补合谷、泻三阴交以行气活血；配独阴治胞衣不下；肩井为孕妇禁针穴，其性主降主坠，针之可下胞衣。

刺灸法：毫针刺，用泻法，并可针后加灸。

其他疗法：电针

取穴：合谷、三阴交。

操作方法：针刺得气后，通电 30 分钟。

3.11　恶露不绝

产后胞宫内的余血浊液经阴道排出，谓之恶露。约 3 周左右干净，若产后超过 3 周恶露仍淋漓不断者，称为恶露不绝或恶露不止。

病因病机

素体虚弱，正气不足或产时气血耗伤，产后操劳过早，以致气虚下陷，冲任不固，不能摄血；或因阴液亏耗，阴虚而生内热；或外感热邪，或肝郁化热而致热扰冲任，迫血妄行；或因感受寒邪，与血相搏，瘀血阻于胞宫，冲任失畅而致恶露不绝。

辨证

1. 气虚　恶露日久不止,量多,或淋漓不绝,色淡红,质稀无臭气,小腹空坠,神疲倦怠,面色㿠白,舌淡苔薄白,脉缓弱。

2. 血热　恶露过期不止,量较多,色深红,质稠黏,臭秽,面色潮红,口燥咽干,舌质红,脉细数。

3. 血瘀　恶露淋漓,涩滞不畅,量少色紫黯有块,小腹疼痛拒按,舌紫黯,脉弦涩。

治疗

1. 气虚

治则:补气摄血。取任、督和足太阴、阳明经穴。

处方:隐白、关元、足三里、三阴交。

方义:隐白为足太阴之根,可补益脾气、统摄气血;关元为周身元气之所聚集之处;足三里、三阴交可补益中州、健脾统血。

随证选穴:恶露多加脾俞。

刺灸法:毫针刺,用补法。并可针后加灸,每次20～30分钟,每日1次。

2. 血热

治则:养阴,清热,止血。取任脉、足三阴经穴为主。

处方:气海、血海、中都、太溪。

方义:气海属任脉,通于胞宫,有理气益气之功,泻之可清下焦之热;血海属脾经,有理血调经之作用,泻之可清血中之热;中都为肝经郄穴,有疏肝清热的作用;太溪用以益肾阴、除虚热。

随证选穴:口舌干燥加照海。

刺灸法:毫针刺,用泻法。留针15～20分钟,每日1次。

3. 血瘀

治则:活血化瘀。取任脉、足太阴经穴为主。

处方:中极、太冲、三阴交。

方义:中极属任脉,有调理冲任、活血行瘀的作用;太冲为足厥阴肝经原穴,可调肝气、养肝血、通经行瘀;三阴交为足三阴经之交会穴,有行气血、通瘀结、养血活血之功。

随证选穴：少腹冷痛加灸关元。

刺灸法：毫针刺，用泻法，留针 15～20 分钟，每日 1 次。属感受寒邪，血瘀凝滞者可针后加灸。

其他疗法：耳针

取穴：神门、交感、子宫、内分泌、脾、肝、肾、皮质下。

操作方法：毫针刺，中等刺激，每日 1 次，每次选用 2～3 穴，留针 15～20 分钟。也可用耳穴压豆法。

3.12 乳 少

产后乳汁甚少或全无，称为乳少。亦称缺乳和乳汁不行。

病因病机

乳汁乃气血所化，如脾胃素虚，生化之源不足，或分娩时失血过多，以致气血亏耗，不能化为乳汁；或因产后情志抑郁，肝失条达，气机不畅，经脉涩滞，乳汁运行受阻而致乳少。

辨证

1. 气血虚弱　产后乳汁量少清稀，甚至全无，乳房柔软无胀感，兼见面色少华，神倦短气，纳少便溏，舌淡少苔，脉细弱。

2. 肝郁气滞　产后乳少或全无，胸胁胀满，乳房胀痛，情志抑郁，或有微热，心烦纳呆，舌苔薄黄，脉弦或弦数。

治疗

治则：气血虚弱者补养气血，肝郁气滞者疏肝解郁，佐以通乳。

处方：膻中、少泽①、乳根；

　　　　气血虚弱加脾俞、足三里；

　　　　肝郁气滞加内关、期门。

方义：取膻中以理气，气调则血行，气血和畅乳汁生化有源；乳房为足阳

――――――――――――――

① 少泽：治疗乳汁少的效验穴，点刺放血。

明经所过,故取乳根可疏通阳明经气,以使乳部脉气通畅而行乳汁;少泽为手太阳小肠经井穴,毫针浅刺,可调气行血,为通乳效穴。气血虚弱加脾俞、足三里以健脾胃而助生化之源。肝郁气滞加内关、期门以解郁宽胸理气,气行则血行,血脉畅通则乳汁可行。

随证选穴:食少便溏加天枢;胸胁胀满加阳陵泉。

刺灸法:气血虚弱者,毫针刺,用补法。脾俞、足三里、天枢并可针后加灸,每次灸 20～30 分钟;肝郁气滞者,毫针刺,用泻法,留针 15～20 分钟。每日 1 次。

其他疗法:耳针

取穴:胸区、内分泌、肝、脾。

操作方法:毫针刺,中等刺激,留针 15～20 分钟,每日 1 次。或用耳穴压豆法。

3.13 产后腹痛

产后以小腹疼痛为主症者,称为产后腹痛,亦称儿枕痛,以经产妇较为多见,常在产后 1～2 天出现。

病因病机

分娩时出血过多,冲任空虚,胞脉失养,或血虚气衰,以致血行不畅,迟滞而痛;产后胞脉空虚,寒邪乘虚而入,血为寒凝,阻于胞脉;或情志不畅,肝气郁结,气机不宣,以致瘀血内停,恶露不下而腹痛。

辨证

1. 血虚腹痛　小腹隐痛喜按,恶露量少色淡,头晕耳鸣,全身乏力,大便燥结,舌质淡红,苔薄,脉虚细。

2. 血瘀腹痛　产后小腹胀痛拒按,恶露量少,涩滞不畅,色紫黯夹有瘀血块,或伴胸胁胀痛,舌质黯或有瘀点,脉弦涩。

3. 寒凝腹痛　小腹冷痛拒按,得热则减,恶露量少,有瘀血块,面色青白,四肢不温,舌质黯淡,苔白,脉沉紧。

治疗

1. 血虚腹痛

治则：补血益气。取任脉和足阳明、太阴经穴为主。

处方：关元、足三里、三阴交。

方义：关元为任脉经穴，能温下焦、固元气、暖子宫、益精血，疗腹中寒冷；足三里、三明交可调补脾胃，以益生化之源。

随证选穴：头晕加百会；大便燥结加照海。

刺灸法：毫针刺，用补法，并可针后加灸。

2. 血瘀腹痛

治则：活血化瘀，通络止痛。取任脉、足太阴和背俞穴为主。

处方：中极、归来、膈俞、血海、三阴交、合谷。

方义：取中极、归来以疏经通络、行气活血止痛；取血会膈俞，配血海以活血化瘀；三阴交补脾兼及肝肾，调冲任而活血养血；合谷升而能散，善于行气，与上诸穴相配，使活血化瘀止痛之功更捷。

随证选穴：属气滞血瘀者加太冲。

刺灸法：毫针刺，用泻法。留针 20 分钟，每隔 3～5 分钟捻针 1 次。

3. 寒凝腹痛

治则：温经散寒止痛。取任脉、足太阴经穴为主。

处方：关元、肾俞、三阴交。

方义：关元为任脉经穴，能温下焦、固元气、暖子宫、益精血，疗腹中寒冷；肾俞可温肾阳以散寒；三阴交补肝肾、益冲任、调气养血、活血止痛。

随证选穴：腹痛剧烈加次髎。

刺灸法：毫针刺，用补法，并针后加灸，每次灸 20～30 分钟，每日 1 次。

其他疗法：耳针

取穴：子宫、内分泌、肝、肾、神门。

操作方法：毫针刺，中等刺激，留针 15～20 分钟，每日 1 次。亦可用耳穴压豆法。

3.14 子　痫

妊娠后期或正位临产时,或新产后发生突然眩晕仆倒,昏不知人,四肢抽搐,全身强直,牙关紧闭,双目上视,少时自醒,醒后复发,状如癫痫发作,故称子痫,或称妊娠痫证。属现代医学之重度妊娠中毒。

病因病机

本病主要是由于素体肝肾阴虚,肝阳偏亢,孕后血聚养胎而阴血亏乏,肝失荣养,肝阳上亢,日久生风则发为子痫。

辨证

妊娠数月,时感头晕目眩,心悸气短,下肢水肿日重,面色潮红,口苦咽干,病发时突然昏倒,不省人事,四肢抽搐,牙关紧闭,双目上视或口吐白沫,间歇发作,舌红质绛,脉弦滑或弦数。

治疗

治则:滋阴养血,平肝息风。取督脉、手足厥阴、足少阴经穴为主。

处方:水沟、内关、风池、太冲、三阴交、照海①、涌泉。

方义:取水沟驱风醒神开窍;内关用以宽胸利气、宁心安神;风池、太冲可调肝养血、息风镇惊;三阴交、照海补脾益肝肾、滋阴养血、调补冲任;涌泉补肾益精、滋阴降气。

刺灸法:毫针刺,水沟、内关、风池、太冲用泻法,三阴交、照海、涌泉用补法,留针15～20分钟。

其他疗法:耳针

耳穴:神门、肝、肾、脑点。

操作方法:毫针刺,中等刺激,留针15～20分钟。

---

① 照海:夜间发作用照海,白天发作用申脉。

3.15 不 孕

女子婚后,夫妇同居 2 年以上,配偶生殖功能正常,未避孕而不受孕者,称为不孕,古称无子。

病因病机

本病多因先天不足,肾气虚弱或精血亏损,冲任虚衰,胞脉失养,以致不孕;或感受寒邪、客于胞宫,寒凝血瘀,胞脉阻滞;或脾虚不运,恣食膏粱厚味,而致痰湿内生,气机不畅,胞脉受阻而不能受孕。

辨证

1. 肾虚不孕 月经失调,量少色淡,神疲乏力,头晕耳鸣,腰膝酸软,舌淡苔白,脉沉细或沉迟。

2. 血虚不孕 月经量少色淡,周期延迟,形体消瘦,面色萎黄,头晕心悸,四肢无力,舌淡少苔,脉沉细无力。

3. 宫寒不孕 月经周期正常或错后,质稀色黯或夹有血块,形寒肢冷,小腹冷痛,喜暖,小便清长,舌淡,苔白,脉沉迟。

4. 痰湿不孕 形体肥胖,经行延后,甚或经闭,带下量多,质黏稠,面色㿠白,头晕心悸,舌苔白腻,脉濡滑。

治疗

1. 肾虚不孕

治则:补益肾气,调理冲任。取背俞和足太阴、少阴经穴为主。

处方:肾俞、命门、三阴交、太溪。

方义:取肾俞、命门、太溪以补精血、温肾阳、固元气;三阴交为足三阴之交会穴,能健脾、理血、益肝肾。

随证选穴:头晕耳鸣加涌泉。

刺灸法:毫针刺,用补法,留针 15～20 分钟,每日 1 次。

2. 血虚不孕

治则:补益气血,调理冲任。取任脉和足阳明、太阴经穴为主。

处方：气海、足三里、三阴交、子宫。

方义：气海是任脉与足三阴经交会穴，能补元气、温固肾阳；足三里、三阴交可调补脾胃以助生化之源，补益肝肾以调冲任；子宫为经外奇穴，是治疗不孕症的经验穴。

随证选穴：头晕、心悸加神门、内关。

刺灸法：毫针刺，用补法。留针 15～20 分钟，每日 1 次。

3. 宫寒不孕

治则：温经散寒。取任督、足阳明经穴为主。

处方：关元、子宫、足三里、命门。

方义：取关元温下焦、固元气、暖子宫、益精血、除腹中寒冷；足三里能健脾胃而助生化之源；命门可温肾阳理经血；子宫为经外奇穴，为治疗不孕症的经验穴。

随证选穴：经迟加归来。

刺灸法：毫针刺，用补法，并可针后加灸，留针 20～30 分钟，每日 1 次。

4. 痰湿不孕

治则：祛湿化痰，理气调经。取任脉和足太阴、阳明经穴为主。

处方：中极、气冲、地机、丰隆、三阴交。

方义：取中极、气冲以理气调经；地机可健脾祛湿；丰隆为足阳明经的络穴，有健脾利湿化痰之功；三阴交为足三阴经的交会穴，有健脾理血、益肝肾和调补冲任的作用。诸穴相配可达祛湿化痰、理气调经的目的。

随证选穴：头晕心悸加内关。

刺灸法：毫针刺，用平补平泻法。留针 15～20 分钟，每日 1 次。亦可针后加灸。

其他疗法：耳针

取穴：内分泌、子宫、肾、卵巢、皮质下。

操作方法：毫针刺，中等刺激，每日 1 次，每次选 2～3 穴，10 次为 1 疗程。也可用耳穴压豆法。

3.16 脏　燥

本病多因情志不畅,喜怒哀思等引起,以精神抑郁、情绪不宁、哭笑无常等一系列精神症状为临床特征的疾病。相当于现代医学之癔病性情感暴发症。

病因病机

本病多因郁怒伤肝,肝失条达,气机失和而致燥扰不宁;或因素多抑郁,忧思善愁而致木郁克土,心失所养,神失所藏则哭笑无常。

辨证

1. 肝郁气滞　精神抑郁,心烦意乱,情绪不宁,胸胁胀满,呵欠频作,不能自主,口干舌燥,大便秘结,舌红少苔,脉弦。

2. 忧郁伤神　情志不畅,精神恍惚,心神不宁,悲忧善哭,反复无常,舌淡苔白,脉细。

治疗

1. 肝郁气滞

治则:疏肝理气,宁心开窍。取督脉、手足厥阴、手少阴经穴为主。

处方:水沟、间使、神门、丰隆、太冲。

方义:水沟属督脉,有开窍宁心之功;间使、神门清泄心火而安神;丰隆为胃经的络穴,能祛风化痰、通便、清肠胃之湿热;太冲可调肝养血、理气解郁。

随证选穴:大便秘结加支沟。

刺灸法:毫针刺,用泻法。留针 15～20 分钟,每日 1 次。

2. 忧郁伤神

治则:疏肝解郁,养心安神。取手厥阴、少阴经穴为主。

处方:大陵、神门、三阴交、太冲、合谷、上脘。

方义:取大陵、神门以宁心安神;三阴交为足三阴经交会穴,能健脾益心血、补肝肾;取太冲配合谷以疏肝理气、养血解郁;取上脘以和胃宽中、理中焦、清心胃之热。

随证选穴:精神恍惚加劳宫。

刺灸法：毫针刺，用平补平泻法。留针 15～20 分钟，每日 1 次。

其他疗法：耳针

取穴：神门、心、肾、肝、枕、脑点、胃。

操作方法：毫针刺，强刺激，每次取 2～3 穴，留针 15 分钟，每日 1 次。或用耳穴压豆法。

4 儿科病证

4.1 顿 咳

顿咳，又称顿嗽，即现代医学之百日咳。是临床常见的小儿呼吸道传染病之一。本病以阵发性痉挛性咳嗽，咳后伴有吸气性吼声为特征。一年四季均可发病，以冬春两季多，发病年龄以 5 岁以下的小儿为最多。

病因病机

本病主要是由于外感时邪而浊痰内生，阻塞气道，肺失宣降，以致肺气上逆，发为顿咳。

辨证

1. 初咳期　病初起，证见咳嗽、流涕、打喷嚏，或有发热、恶寒等类似上感症状。2～3 天后咳声重浊，日渐增剧，吐白色泡沫样稀痰，苔薄白，脉浮。

2. 痉咳期　此期以阵发性痉咳为主要特征。咳声连作，声调高亢，咳后伴有吸气性吼声，咳痰稠黏难出，咳必作呕，呕吐乳食之后，则痉咳始得缓解。日轻夜重，反复发作，口干舌燥，便秘溲赤，或见痰中带血，鼻衄等证，苔黄，脉滑数。

3. 恢复期　痉咳症状日趋减轻，发作次数逐渐减少，精神萎靡，自汗气短，咳而无力，声音嘶哑，舌质红，苔薄净或光剥，脉细数。

治疗

1. 初咳期

治则：宣肺解表止咳。取手太阴、阳明经穴为主。

处方：风门、肺俞、列缺、合谷。

方义：以风门祛风解表；取肺经之络穴列缺，大肠经之原穴合谷，原络相配，宣肺止咳；取肺俞以助宣肺止咳，功效更捷。

随证选穴：恶寒无汗加大椎；喉痒咽红加少商。

刺灸法：毫针刺，用泻法，不留针，每日 1 次，风门、肺俞、大椎亦可针后加灸。

2. 痉咳期

治则：清热泻肺，化痰止咳。取督脉、手太阴经穴为主。

处方：大椎、身柱、尺泽、丰隆、内关。

方义：取督脉经穴大椎、身柱清泄热邪；取手太阴经的合穴尺泽，足阳明经的络穴丰隆，泻肺降逆、化痰止咳；内关为手厥阴心包经的络穴，通于阴维脉，能宽胸利气、清内热。

随证选穴：身热加曲池；咯血、衄血加天府、上星。

刺灸法：毫针刺，用泻法，不留针，每日 1 次。

3. 恢复期

治则：润肺止咳，培土生金。取手太阴、足阳明经穴为主。

处方：肺俞、脾俞、太渊、足三里、列缺、照海。

方义：肺俞、脾俞、足三里健脾益肺；太渊为肺经原穴，有补肺止咳之功；列缺为手太阴肺经之络穴，通于任脉，照海为足少阴肾经之腧穴，通于阴跷脉，两穴合用，为八脉交会配穴法，能益阴润燥。

随证选穴：体弱虚损加膏肓；纳少便溏加中脘、天枢、气海；手足欠温加关元。

刺灸法：毫针刺，用补法，不留针。肺俞、脾俞、足三里亦可针后加灸，每次灸 20～30 分钟，每日 1 次。

其他疗法：耳针

取穴：支气管、肺、神门、交感。

操作方法：毫针刺,中等刺激,每次取 2～3 穴,两耳交替使用,每日 1
次。或用耳穴压豆法,该法即可单独使用,亦可同时配合运用针灸法,其效
更佳。

4.2 小儿腹泻

泄泻是以大便次数增多,便质稀溏或如水样、蛋花样为其主症,是小儿最
常见的一种胃肠道疾病,多发生于两岁以下的婴幼儿,一年四季均可发生,但
以夏秋两季更为多见。本病类似现代医学的小儿消化不良。

病因病机

小儿脏腑娇嫩,脾胃虚弱,易受寒湿之邪侵袭;或因内伤饮食,饥饱无常,
过食生冷,或因饮食不洁之食物;或先天禀赋不足,命门火衰,阴寒内盛,以致
脾胃运化功能失调,水谷不化,清浊不分则成泄泻。

辨证

1. 寒湿　大便清稀,多有泡沫,肠鸣腹痛,身寒喜暖,口不渴,舌质淡,苔
薄白,脉多沉细。

2. 湿热泻　泻下稀薄,色黄而秽臭,腹痛时作,身热口渴,肛门灼热,小便
短赤,舌苔黄腻,脉滑数。

3. 伤食泻　脘腹胀痛,痛则欲泻,泻则痛减,大便酸臭,不欲饮食,或兼有
呕吐,夜卧不安,舌苔厚腻而黄,脉滑而实。

4. 阳虚泻　时泻时止或久泻不愈,食入即泻,大便稀溏如水,或蛋花样,
面色㿠白,形寒肢冷,精神萎靡,寐时露睛,或见脱肛,舌淡苔白,脉微细。

治疗

1. 寒湿泻

治则:温阳散寒,健脾化湿。取任脉、足阳明经穴为主。

处方:中脘、天枢、足三里、关元、神阙。

方义:取腑之会穴中脘,大肠之募穴天枢以调整胃肠而和中;取胃腑的下
合穴足三里,以健脾和胃化湿浊;取关元、神阙可温阳化湿。

随证选穴：腹痛重加公孙。

刺灸法：毫针刺,用平补平泻法,不留针。中脘、天枢、足三里、关元可针后加灸,神阙穴只灸不针,每次灸20～30分钟,每日1次。

2. 湿热泻

治则：清热利湿。取手、足阳明经穴为主。

处方：中脘、天枢、足三里、曲池、内庭。

方义：中脘为胃的募穴,天枢为大肠的募穴,两穴相使以调整胃肠而和中,使运化有力,传导功能得复;足三里为胃经的合穴,以降胃气而化湿浊;曲池、内庭可清荡胃肠湿热。

随证选穴：热重加尺泽、委中;湿重加阴陵泉。

刺灸法：毫针刺,用泻法,不留针。委中穴可用三棱针点刺出血。

3. 伤食泻

治则：消食导滞。取任脉、足阳明经穴为主。

处方：中脘、天枢、气海、足三里、里内庭。

方义：取中脘、天枢、足三里调和胃肠、消食导滞;气海理气止痛;里内庭为经外奇穴,善治伤食。

随证选穴：呕吐加内关。

刺灸法：毫针刺,用泻法,不留针。

4. 阳虚泻

治则：健脾温肾。取背俞、足阳明经穴为主。

处方：脾俞、肾俞、章门、中脘、足三里、百会。

方义：脾俞是脾的背俞穴,章门是脾的募穴,中脘是胃的募穴,三穴合用具有振奋脾阳、健运止泻的作用;肾俞能温补肾阳;百会可升提下陷的中气,有益气止泻之功。

随证选穴：手足厥冷加关元。

刺灸法：毫针刺,用补法,不留针。脾俞、肾俞、足三里、百会、关元亦可针后加灸,每次灸20～30分钟,每日1次。

4.3 小 儿 疳 积

疳积,是由喂养不当,或因多种疾病的影响,使脾胃受损、气液耗伤,临床以全身虚弱羸瘦为主要特征的一种疾病。其发病年龄以 5 岁以下的小儿较多见。小儿疳疾包括现代医学的营养不良和维生素缺乏症等。

病因病机

本病大多由于喂养不当,饮食不节,损伤脾胃,以致脾胃运化功能失职,致使大便稀溏,水谷之精微吸收输布障碍,形体失于濡养,或因肠道寄生虫病及其他慢性疾患,而耗伤气血津液,日久则为疳积。

辨证

形体消瘦,肌肉松弛,肌肤甲错,毛发稀疏,精神萎靡不振,面色萎黄无华,甚则青筋暴露。

脾胃虚弱者,兼见大便溏泄,完谷不化,食欲减退,睡眠不宁,舌质淡,脉细无力。

虫疾者则兼见嗜食异物,时而腹痛,睡中咬牙,舌质淡,脉弦细。

治疗

1. 脾胃虚弱

治则:健脾胃,消疳积。取俞募和足太阴、阳明经穴为主。

处方:中脘、章门、脾俞、胃俞、足三里、四缝。

方义:中脘为胃的募穴,章门为脾的募穴,合脾的背俞穴脾俞、胃的背俞穴胃俞,为俞募配穴法,再配胃的下合穴足三里,扶土以补中气,使后天脾胃生化之机能旺盛,则积化疳除;四缝为经外奇穴,有消积之奇功,积为疳之母,而治疳必先去积,故取四缝消积以除疳疾。

随证选穴:腹胀便溏加下脘、天枢;四肢不温加关元;睡卧不宁加神门。

刺灸法:毫针浅刺,用补法,不留针,每日 1 次。四缝穴可用三棱针点刺后,挤出少量黄色黏液,隔日 1 次。

2. 感染虫疾

治则:消积驱虫。取任脉、足阳明经穴为主。

处方：中脘、天枢、百虫窝、足三里。

方义：中脘、天枢疏通胃肠积滞；足三里为阳明胃之下合穴,可扶土以补中气；百虫窝为经外奇穴,是驱虫的经验要穴。

随证选穴：腹胀加气海。

刺灸法：毫针刺,先用泻法,后用补法,不留针,每日 1 次。

其他疗法：皮肤针

取穴：脾俞、胃俞、三焦俞、华佗夹脊穴(7～17 椎)、足三里、四缝。

操作方法：用中等刺激强度,叩打至皮肤充血红润为度。

4.4 小 儿 惊 风

惊风又称惊厥,俗称抽风,是小儿时期常见的一种病证。系由多种原因及多种疾病所引起,临床以四肢抽搐、颈项强直,甚则角弓反张或意识不清等为特征。多发生于 5 岁以下的小儿,年龄越小,发病率越高。

本病可发生于任何季节,多由于高热,中枢神经系统疾病及代谢营养障碍等引起,如肺炎、细菌性痢疾、脑炎、破伤风等。因为发病有急有缓,抽搐有强有弱,其症候表现也有虚实寒热之分,故临床多将惊风分为急惊风和慢惊风两大类。

4.4.1 急惊风

病因病机

小儿形气未充,腠理不密,脏腑娇嫩,神气怯弱,最易感受时邪,由表入里,郁而化热化火,火甚生痰,热极生风；或因乳食不节,脾胃受损,痰浊内蕴,进而化热生风；或暴受惊恐神,气逆乱,而致神昏抽搐等证。

辨证

本病来势急骤,初起壮热面赤,烦躁不安,摇头弄舌,嗜睡易惊,继则出现神志昏迷,两目上视,四肢抽搐,颈项强直,牙关紧急,呼吸急促等。

1. 外感时邪　兼见发热头痛,咳嗽咽红,或见恶心呕吐,舌苔薄黄,脉浮数。

2. 痰热惊风　兼见发热,腹满胀痛,呕吐纳呆,喉中痰鸣,便秘,或大便腥臭夹有脓血,苔黄腻,脉弦滑。

3. 惊恐惊风　面色时青时赤,四肢欠温,夜卧不宁,惊惕频作,大便色青,脉象数。

治疗

1. 外感惊风

治则:疏风清热,开窍镇惊。取督脉、足厥阴经和十二井穴为主。

处方:大椎、合谷、太冲、十二井穴、阳陵泉。

方义:大椎为诸阳之会,可宣通一身之阳而祛表邪;合谷、太冲分别为大肠与肝之原穴,二穴合用,有清头目、醒神开窍、镇惊息风之功效,谓之开四关,以平肝息风;刺十二井穴出血,能泻诸经热邪;取筋会阳陵泉以舒筋止痉。

随证选穴:热重加曲池;呕吐加内关。

刺灸法:毫针刺,用泻法,不留针。大椎和十二井穴可用三棱针点刺出血。

2. 痰热惊风

治则:清热豁痰,开窍息风。取任、督、足阳明、厥阴经穴为主。

处方:水沟、中脘、丰隆、大陵、太冲。

方义:水沟属督脉,通于脑,有醒神开窍之功;中脘、丰隆导滞化痰,大陵能清心热以宁神;太冲为肝经原穴,有平肝息风的作用。

随证选穴:口噤加颊车、合谷;腹胀加天枢。

刺灸法:毫针刺,用泻法,不留针。

3. 惊恐惊风

治则:镇惊安神。取督脉、手足少阴经穴为主。

处方:印堂、神门、太溪、太冲。

方义:印堂为奇穴①,有镇惊作用;神门为心之原穴,可补心气以宁心安神;取肾经原穴太溪和肝经原穴太冲,可调肝养血、滋阴潜阳。诸穴合用,阴阳

---

① 印堂为奇穴:现已列入督脉经穴。

调和,夜眠自安,惊惕自止。

随证选穴:惊风不止加颅息;昏睡不醒加水沟。

刺灸法:毫针刺,用泻法,不留针。

其他疗法:耳针

取穴:神门、交感、脑点、心、皮质下。

操作方法:毫针刺,强刺激。每隔10分钟捻转一次,可留针30分钟。

4.4.2 慢惊风

病因病机

慢惊风多见于大病或久病之后,或脾胃素虚,化源不足,肾阴不足,肝血亏损,以致虚风内动;或因急惊风经治不愈而转成慢惊风。

辨证

起病缓慢,时有抽搐,患儿面色萎黄,形体消瘦,精神疲倦,昏睡露睛,四肢不温。脾胃虚弱者兼见大便稀薄,色青带绿,时有肠鸣,舌淡苔白,脉沉细无力;肝肾阴虚者兼见虚烦心热,面色潮红,舌光少苔,脉细数。

治疗

治则:补益脾肾,佐以平肝息风。取背俞、督脉、足阳明经穴为主。

处方:脾俞、胃俞、肾俞、气海、足三里、太冲、百会。

方义:脾俞、胃俞、肾俞分别为脾、胃、肾的背俞穴,有补益脾肾的作用;气海培元以助健运;足三里为阳明之合穴,是调补后天脾胃之要穴;太冲有平肝养血、镇惊息风之效;百会有升阳醒脑之功。

随证选穴:大便稀薄加天枢。

刺灸法:毫针刺,用补法,不留针。亦可针后加灸,每次20~30分钟,每日1次。

其他疗法:耳针

取穴:神门、交感、脾、胃、肾、肝、脑点、心、皮质下。

操作方法:毫针刺,中等刺激,每次取3~4穴,两耳交替使用,每日1次。或用耳穴压豆法,该法既可单独使用,亦可配合运用针灸法,其效更佳。

4.5　小　儿　痿　证

小儿痿证，又称小儿麻痹证、婴儿瘫，是由于感受时邪疫毒而引起的一种急性传染病。其主要临床表现为早期症状类似感冒，有发热、头痛、咽红、咳嗽，或伴有恶心呕吐，腹泻及全身肌肉疼痛。继而出现肌肉弛缓，肢体萎软瘫痪，肌肉萎缩，运动障碍等。瘫痪肢体以单侧下肢为多见，发病年龄尤以 5 岁以下的婴幼儿为最多，多流行于夏秋两季，相当于现代医学脊髓灰质炎后遗症。

病因病机

邪热疫毒，初犯肺胃，耗伤肺津，胃失和降，继而湿热蕴蒸阳明，邪毒流注经络，则气血运行不畅，筋脉失于濡养，宗筋弛缓不收，不能束筋骨利关节，遂成痿证。

辨证

患儿肢体软弱无力，瘫痪，以单侧下肢多见，面色少华或萎黄。极少数病情轻者可在 1～3 个月内逐渐恢复而痊愈；而多数患儿则肌肉萎缩，弛缓无力，运动障碍，甚者则关节畸形。

治疗

治则：养血通络。取手足阳明经穴为主。

处方：上肢取：肩髃、曲池、手三里、合谷；

　　　　下肢取：环跳、髀关、伏兔、足三里、阳陵泉、三阴交。

方义：取肩髃、曲池、手三里、合谷以疏调手阳明之经气，是治痿独取阳明之法，以养血活血通络；取髀关、伏兔、足三里也是独取阳明之法，主润宗筋，加环跳以疏调少阳之气；取筋会阳陵泉以柔筋；三阴交为足三阴的交会穴，有养血活血之功。诸穴相配可补气养血、强筋益髓而愈痿病。

随证选穴：腕下垂加外关、中泉；足下垂加解溪；足内翻加绝骨，纠内翻；足外翻加照海，纠外翻。

刺灸法：毫针刺，用补法。留针 15～20 分钟，亦可针后加灸，每日 1 次。

4.6 小儿遗尿

遗尿又称遗溺、尿床,是指 3 周岁以上的小儿,在睡眠中小便不能自行控制而自遗,醒后方觉的一种病证。若因疲劳过度,或精神紧张,或因睡前多饮而偶然发生遗尿者,则不属病态。

病因病机

肾为先天之本,开窍于二阴而主司二便,并与膀胱相表里,若小儿肾气不足,则下元不固,膀胱不约,水道失制而为遗尿;或因脾肺气虚,上虚不能制下,致使膀胱约束无力,则小便自遗。

辨证

1. 肾阳不足　睡中遗尿,量多次频,多则一夜数次,醒后方觉。神疲乏力,面色㿠白,下肢无力,喜暖怕冷,小便清长,舌质淡,脉沉无力。

2. 脾肺气虚　睡中遗尿,尿频量少,精神倦怠,少气懒言,面色萎黄,食欲不振,大便稀溏,舌质淡,脉细无力。

治疗

1. 肾阳不足

治则:温补肾阳,固摄小便。取任脉经穴和背俞穴为主。

处方:关元、中极、肾俞、膀胱俞、太溪。

方义:取关元、肾俞、太溪补益肾气、固摄下元;取膀胱募穴中极和膀胱俞,为俞募配穴,用以振奋膀胱的固摄功能。

随证选穴:尿频数加百会。

刺灸法:毫针刺,用补法。留针 15～20 分钟,亦可加灸,每日 1 次。

2. 脾肺气虚

治则:补益脾肺,固摄小便。取任脉、手足太阴、足阳明经穴为主。

处方:百会、气海、太渊、足三里、三阴交。

方义:取百会、气海以升阳益气;太渊补益肺气;足三里健脾益气;三阴交为足三阴经会穴,用以调补脾肾。诸穴相配可使脾气能升,肺气能降,则膀胱约束有权。

随证选穴：便溏加脾俞。

刺灸法：毫针刺，用补法。留针 15～20 分钟，亦可用艾条灸百会、气海、足三里、三阴交、脾俞，每日 1 次，每次 25～30 分钟。

其他疗法

1. 耳针

取穴：肾、膀胱、脾、肺、脑点、皮质下、尿道区、缘中。

操作方法：毫针刺，中等刺激。每次选用 2～3 穴，每日 1 次，留针 20 分钟。亦可用耳穴压豆法。

2. 头针

取穴：选用两侧足运感区。

操作方法：间歇捻针，留针 15 分钟，每日 1 次。

4.7 痄 腮

痄腮，是由风温邪毒引起的急性传染性疾病，临床以发热、耳下腮肿疼痛为主要特征。一年四季均可发生，春季易于流行。以 5～9 岁的儿童发病率最高，一般预后良好。现代医学称流行性腮腺炎。

病因病机

本病主要是外感风温邪毒，内袭少阳，少阳经脉失和，气血流行不畅，以致耳下腮部肿胀疼痛及发热恶寒等症。少阳与厥阴相表里，肝脉络阴器，若温毒炽盛，则可引起睾丸肿痛，内陷于手厥阴，扰乱神明则出现高热、抽风、昏迷。

辨证

1. 温毒在表　耳下腮肿不甚，疼痛不明显，触之不坚，咀嚼不便，伴有轻微恶寒发热，全身不适等症，舌苔微黄，脉浮数。

2. 热毒蕴结　腮部焮热肿痛，坚实拒按，咀嚼困难，壮热头痛，烦躁口渴或见呕吐，大便干结，小便短赤，甚至睾丸肿疼，神昏惊厥，舌红苔黄，脉滑数。

治疗

1. 温毒在表

治则：疏风解表，清热解毒。取手少阳、阳明经穴为主。

处方：翳风、颊车、外关、合谷。

方义：腮部属于少阳经脉循行之处，故应以清泄少阳郁热为主。翳风为手足少阳经之会穴，能宣散局部气血壅滞；手足阳明经脉皆上循面颊，故取颊车、合谷以疏泄邪热而解毒；取外关以利少阳气机，可奏清热消肿之功。

随证选穴：热重加大椎。

刺灸法：毫针刺，用泻法。不留针，每日1次。大椎穴可用三棱针点刺出血。

2. 热毒蕴结

治则：清热解毒，通络消肿。取手少阳、阳明经穴为主。

处方：支沟、关冲、曲池、合谷、少商、丰隆。

方义：支沟、关冲可宣通三焦气血，有清热解毒消肿之功；曲池、合谷为手阳明经穴，配少商可清热解毒；丰隆为足阳明经的络穴，能清降痰火、消肿止痛。

随证选穴：高热加大椎、十二井；睾丸肿痛加太冲、曲泉；头痛加风池；惊厥神昏加水沟。

刺灸法：毫针刺，用泻法。不留针，每日1次。少商、大椎、十二井穴可用三棱针点刺出血。

其他疗法

1. 耳针

取穴：耳尖、神门、腮腺区、面颊、耳轮$_{4\sim6}$。

操作方法：毫针刺，强刺激。每次2～3穴，每日1次。亦可用耳穴压豆法。

2. 灯芯灸法

取穴：角孙。

操作方法：用灯芯草蘸香油，点燃后灸角孙穴，闻及"叭"的响声，立即提起，灸治1～2次即可。若肿势不退，次日再灸1次。

4.8 丹　痧

丹痧又称烂喉痧，是痧毒疫疠之邪侵入口鼻而引起的急性呼吸道传染病。临床以发热、咽喉肿痛，全身伴有弥漫性猩红色皮疹，疹后脱皮为主要特征。本病相当现代医学的猩红热。多见于冬春季节，以2～8岁的儿童发病率最高。

病因病机

痧毒疫疠之邪侵入口鼻，蕴于肺胃，邪毒郁内化火，内蒸肺胃，上攻喉咙，故首见恶寒发热、咽喉肿痛等症；邪毒透于肌表则发为痧疹；若邪毒炽盛，内陷心肝，可出现抽风昏迷等症。

辨证

1. 邪侵肺卫　发热骤起，头痛畏寒，咽红肿痛，恶心呕吐，皮肤潮红，舌质红，苔薄黄，脉浮数有力。

2. 毒在气营　壮热不解，面赤口渴，口周苍白，咽喉肿痛，或见糜烂，皮疹密布，色红如丹，甚则紫如瘀点，融合成片。斑疹始于颈胸，继而弥漫全身，舌质红赤有刺，状如杨梅，脉数有力。

治疗

1. 邪侵肺卫

治则：宣肺解表，清热利咽。取手太阴、阳明经穴为主。

处方：风池、曲池、合谷、列缺、大椎、关冲。

方义：取风池、曲池、合谷以祛风清热；列缺为手太阴经络穴，有清肺热、利咽喉、疏风活络之功；关冲能清三焦之热；大椎可解肌表之风热而调和荣卫。诸穴相配具有宣肺解表、清热利咽的作用。

随证选穴：恶心、呕吐加内关。

刺灸法：毫针刺，用泻法。不留针，每日1次。大椎、关冲用三棱针点刺出血。

2. 毒在气营

治则：清热凉血。取督脉、手阳明、足太阳经穴为主。

处方：大椎、风池、曲池、合谷、内庭、委中、金津、玉液。

方义：取大椎以退热；风池、曲池、合谷以祛风清热；内庭清胃肠之热而凉血；委中为血郄，可泻血分之热毒；金津、玉液能清利咽喉、生津液，除三焦之热。诸穴相配可达清热解毒、凉血利咽之功。

随证选穴：咽喉肿痛加少商。

刺灸法：毫针刺，用泻法。不留针，每日1次。大椎、委中、少商可用三棱针点刺出血。

其他疗法：耳针

取穴：神门、肺、耳尖、脾、胃。

操作方法：毫针刺，中、强刺激，不留针。或用耳穴压豆法。

4.9 痴 呆

小儿痴呆，属于中医的五迟、五软范畴，以发育迟缓、智力发育不全为特征。类似现代医学先天性大脑发育不全。

病因病机

本病主要由于先天禀赋不足，或后天失养，精气亏虚，不能上充于脑所致。

辨证

其主要临床症状表现为：生长发育较一般正常小儿明显迟缓，2～3岁还不能说话，智力不聪，神情呆滞、凝视、反应迟钝，并可兼见肢体软弱，筋骨不固，四肢无力，站立不稳，行走困难等。

治疗

治则：补肝肾，益精血，醒神开窍。取督脉穴为主。

处方：百会、四神聪、大椎、风府、风池、水沟、心俞、内关、三阴交、申脉、照海。

方义：取百会、四神聪以益气安神醒脑；大椎、风府、风池、水沟能疏通诸阳之经气而醒神开窍；心俞、内关、三阴交能清上滋下、振心阳、益心阴、宁心安神；申脉、照海补益肝肾、填髓充精。

刺灸法：毫针刺,用补法。留针 20～30 分钟,每日 1 次。心俞、申脉、照海用灸法,每次灸 30 分钟,每日或隔日 1 次。

其他疗法：耳穴压豆

取穴：心、肾、肝、脾、神门、脑点。每次选 2～3 穴,两耳交替,3 日更换 1 次。

5 五官科病证

5.1 近 视

近视,古称能近怯远症,是一种屈光不正的眼病,其主要特征是眼部外观无明显异常,而视近清楚,视远模糊。以青少年最为多见。

病因病机

本病多因阅读、书写目标太近,而且持续时间过久,或光线不足,姿势不正;或因禀赋不足及先天遗传所致。肝开窍于目,目得血而能视,若肝肾不足,气血亏损,或久视伤血,以致目失所养而远视不能及物。

辨证

视近清楚,视远模糊,可有头晕耳鸣,失眠多梦,腰膝酸软,或面色㿠白,心悸神疲,舌淡,脉细弱。

治疗

治则：调补肝肾,益气明目。取背俞、足阳明、足少阳、足太阳经穴为主。

处方：承泣、睛明、风池、光明、肝俞、肾俞。

方义：承泣、睛明为治目疾之常用穴,有清肝明目的作用,风池为手足少阳与阳维之会穴,有通经活络、养血明目之功;光明为胆经之络穴,用以通络明目;肝俞、肾俞有调补肝肾、益气明目的作用。

随证选穴：如脾胃虚弱者加三阴交、足三里。

刺灸法：毫针刺，用平补平泻法。眼区穴宜轻捻缓进，退针时至皮下疾出之，随即予棉球按压 1 分钟。风池、光明、肝俞、肾俞可用捻转或提插法，间歇运针。留针 15～20 分钟，每日 1 次。

其他疗法：耳针

取穴：神门、交感、眼、目₁、目₂、肝、肾。

操作方法：毫针刺，中等刺激。每次选 2～3 穴，留针 30 分钟，隔日 1 次。亦可用耳穴压豆法，其穴同上，两耳交替，3～5 日更换 1 次。

5.2 目 赤 肿 痛

目赤肿痛，俗称"风热眼""红眼病"等，以眼睑红肿、白睛红赤、羞明多泪为主要临床特征。发病急骤，易于流行，类似现代医学的急性结膜炎、急性传染性角结膜炎等。

病因病机

多因风热时邪侵袭目窍，郁而不宣，或因肝胆火盛，循经上扰，内外合邪，交攻于目而致目赤肿痛。

辨证

眼睑肿痛，白睛红赤，畏光流泪，目涩难开，眵多胶黏。兼见头痛发热，恶风，脉浮数者多属外感风热；兼见口苦，烦热，头晕，舌红苔黄，脉弦数者，则多属肝胆火盛。

治疗

治则：疏风清热，消肿止痛。取手阳明、足厥阴经穴为主。

处方：行间、合谷、曲池、太阳；

外感风热配少商、上星；

肝胆火盛配风池、侠溪。

方义：目为肝之外窍，阳明、太阳、少阳经脉均循行于目，行间为肝经之荥穴，有行瘀破血、利气消肿之功，能清泄肝胆之热毒；合谷为手阳明之原穴，升而能散。与曲池相合，能清热散风，为清理上焦之妙穴，凡头、面诸窍之疾皆能治之；太阳为经外奇穴，点刺出血以泄热消肿止痛。外感风热配少商、上星，以疏风清热；肝胆火盛者配风池、侠溪，能导肝胆之火下行。

随证选穴：头痛加印堂。

刺灸法：毫针刺，用泻法，不留针或留针 15～20 分钟，每隔 5 分钟捻针 1 次，太阳、少商可用三棱针点刺出血少许。

其他疗法：耳针

取穴：眼、目$_1$、目$_2$、肝。

操作方法：毫针刺，强刺激。留针 20 分钟，间歇运针。亦可在耳尖或耳背小静脉点刺出血。

5.3 色　盲

色盲是色觉异常的一种眼病，又称视物易色症。患者主要表现为在视物时，只能辨别物体的明暗、形态，而不能辨认其为何种颜色。辨色能力减低者，则称为色弱。本病以男性较为多见，主要与先天遗传因素有关。

病因病机

多因先天不足，肝肾亏虚，精气衰退，或因目络气血不和而致目不能辨色。

辨证

患者两眼外观无异常，视力尚好，唯不能辨认其目所能及之物的某些颜色，或视赤如白，或视黄似绿，甚至仅能分辨黑白，但自己一般不易察觉，多在体检时才发现。

治疗

治则：补养肝肾。取足太阳、厥阴、少阴经穴为主。

处方：睛明、攒竹、风池、肝俞、肾俞、行间、太溪。

方义：睛明、攒竹可疏通络脉，为治眼病之常用穴；风池有清头目、利五官七窍之效；肝俞有疏肝明目之功；肾俞能益肾精而养目；行间、太溪滋补肝肾，以濡养目窍。此为治本之法。

刺灸法：毫针刺，用补法。眼区穴要微捻缓进，后针，先起，留针15～20分钟，每日或隔日1次。

其他疗法：耳针

取穴：目$_1$、目$_2$、眼、肝、肾。

操作方法：毫针刺，轻刺激，留针15～20分钟，每日1次。或用耳穴压豆法。

5.4 斜　　视

斜视又称风牵偏视，是以眼珠偏斜，转动受限，两眼不能同时正视前方为临床特征的眼病。本病主要是由于风中经络所致。相当于现代医学的麻痹性斜视等病症。

病因病机

多因脾胃不足，脉络空虚，风邪乘虚而入，目系拘急而成；或因肝肾阴亏，精血不足，目系失养所致。

辨证

一眼或双眼黑睛突然偏向内眦或外眦，转动受限，视一为二，甚至上睑下垂或口眼歪斜。若伴发热头痛，恶心呕吐，苔白，脉浮者，多为风邪阻络；若头晕目眩，耳鸣，视物昏朦，舌淡，脉细者则为肝肾亏损。

治疗

治则：祛风通络，补益肝肾。取背俞、足厥阴肝经和手足阳明经穴为主。

处方：四白、合谷、风池、肝俞、肾俞、足三里。

方义：取四白以通经活络、调气血、平阴阳；合谷、风池善清头面之风邪而疗五官七窍之疾；肝俞、肾俞、足三里益气养血、调补肝肾。

随证选穴：内斜视加太阳、瞳子髎；外斜视加睛明、攒竹。

刺灸法：毫针刺，用补法，留针15～20分钟，每日1次。

其他疗法：耳穴压豆法。

取穴：肝、肾、目$_1$、目$_2$，两耳交替，3日更换1次。

5.5 针 眼

针眼为睑缘皮脂腺的炎性疖肿,易于溃脓,以针刺破即愈,故名针眼。因疖肿形似麦粒,故又称麦粒肿。以青少年较多见,好发于上眼睑。

病因病机

多因过食辛辣,脾胃积热,上攻于目,或因外感风热,客于胞睑,致气血瘀阻,风热结聚而为疖肿。

辨证

本病初起为睑缘轻微痒痛,继而形成局部硬结,红肿,疼痛加剧,数日后出现黄白色脓点,破溃排脓后,症状迅速消失而愈;若为脾胃积热者,可伴有口臭,心烦口渴,便秘,苔黄腻,脉濡数;若为外感风热者,则可见恶寒发热,头痛等证,苔薄,脉浮数。

治疗

治则:疏风清热,解毒。取手足阳明、足太阳经穴为主。

处方:合谷、曲池、中冲、太阳①;

脾胃湿热加尺泽;

外感风热加大椎、行间。

方义:合谷升而能散,曲池走而不守,合谷配曲池,能清散头面诸窍之风热肿毒;中冲为手厥阴心包之经穴,诸痛疮痒皆属于心,刺中冲可清心火;太阳消肿止痛。脾胃湿热加尺泽,以清血祛风、利脾胃之湿热;外感风热加大椎以解毒,刺行间可泄肝胆之热毒,又能通经破瘀。

随证选穴:头痛加风池,目赤肿痛加照海。

刺灸法:毫针刺,用泻法,留针15~20分钟,每日1次。

其他疗法:耳针

取穴:眼、肝、脾、耳尖②。

---

① 太阳:点刺放血。
② 耳尖:点刺放血。

操作方法：毫针刺，强刺激，留针 20 分钟，每日 1 次。耳尖可点刺出血。亦可用耳穴压豆法，两耳交替，3 日更换 1 次。

5.6 眼 睑 下 垂

本病系由多种原因引起，以上睑不能自行提起或提起不全，遮盖部分或全部瞳孔而影响视物为主要特征。

病因病机

由于先天禀赋不足，命门火衰而致眼睑松弛，提起无力；或受风邪侵袭，阻滞经络，筋脉失调；或因脾胃虚热，血气不荣，筋肉失养所致。

辨证

双眼自幼上睑下垂，终日不能抬举，视物时则仰首，皱额，抬眉，常伴有眼部其他异常者，为先天不足；发病突然，伴有眼球转动受限，或视一为二等为风邪侵袭；脾胃虚弱，中气不足，血气不荣者，则上睑下垂朝轻暮重，或休息后轻，劳累后重，可兼见精神疲乏，倦怠无力等症。

治疗

治则：疏风通络，升阳益气。取手足阳明和足太阴、少阳经穴为主。

处方：阳白、攒竹、丝竹空、申脉、照海、合谷；

　　　风邪伤络加风池、外关；

　　　中气不足，血气不荣加足三里、三阴交。

方义：取阳白、攒竹、丝竹空为局部取穴，以调和局部气血；申脉能疏调周身之阳，照海可调补周身之阴血，两穴相配共奏调和荣卫之功，使气血上注于目而眼睑强健有力；合谷升而能散，善疗头面诸疾。风邪伤络配足少阳经风池，手少阳经外关以通经活络、疏风解表；中气不足配足阳明经的合穴足三里，足太阴经三阴交以健脾胃、补气血。

随证选穴：眩晕加百会。

刺灸法：毫针刺，用平补平泻法。刺阳白可透鱼腰，或鱼腰透丝竹空，留针 20～30 分钟，每日 1 次。足三里、百会亦可针后加灸，每次灸 20～30 分钟，每日 1 次。

其他疗法：耳穴压豆法

取穴：肝、脾、眼、交感、神门，两耳交替，3 日更换 1 次。

5.7　暴　盲

暴盲是指一眼或双眼视力骤然减退，甚至失明的内障眼病，类似现代医学的视网膜中央血管阻塞、急性视神经炎、视网膜脱离等。

病因病机

多因暴怒惊恐或肝肾阴亏，以致肝阳上亢，气机逆乱，或情志抑郁，肝失条达以致气滞血瘀，脉络阻塞，脏腑之精气不能上注于目，目失涵养而致突然视物不清。

辨证

患者发病前眼睛多无不适，而一眼或双眼视力突然急剧减退甚至完全丧失，少数病人发病前眼前有火花闪烁，及眼球胀痛、压痛或转动时牵扯样疼痛等。若因肝阳上亢者，多伴有头晕耳鸣，胸胁撑胀，面赤舌绛，脉弦数；若为气滞血瘀者，则可见头目胀痛，烦躁口渴，舌紫脉涩或弦。

治疗

治则：活血，平肝，通窍，明目。以局部取穴为主。

处方：睛明、攒竹、承泣、太阳、风池、光明、合谷、太冲；

　　　肝阳上亢加行间；

　　　气滞血瘀加膈俞。

方义：取睛明、攒竹、承泣、风池、太阳疏通经气以明目；光明为足少阳之络穴，能调肝胆之气血，而疗目疾不明之要穴；合谷升散而清上焦，为疗头面诸窍之要穴；取太溪、太冲以调补肝肾、养血明目；行间为足厥阴经荥穴，有平肝泻火息风之功；血会膈俞有活血散瘀之效。

随证选穴：目胀加关冲。

刺灸法：毫针刺，用泻法，不留针。关冲穴可用三棱针点刺出血。

5.8 迎风流泪

迎风流泪,是指眼睛无红肿、疼痛,而风吹流泪或不时泪下,迎风尤甚为特征的眼科常见病症。相当于现代医学的泪小点异位、泪小管炎、泪囊炎及沙眼、慢性结膜炎等病,以老年人多见。

病因病机

多因气血不足,肝肾两虚,目失所养,泪液不得约束而冷泪常流;或因风热邪侵袭,泪窍关闭失调,而致泪液时而外溢。

辨证

平时目无赤烂肿痛,迎风则泪出,无风则泪止,遇寒尤甚,或见不时泪出,迎风则甚。

治疗

1. 肝肾两虚

治则:补益肝肾,兼祛风邪。取足太阳经穴为主。

处方:睛明、攒竹、风池、肝俞、肾俞、太溪、三阴交。

方义:睛明、攒竹为局部取穴,疏通经脉以调气血和营卫,使目制约有权;风池为手少阳与阳维之会穴,为祛风之要穴,有通利五官七窍的作用;太溪、肝俞、肾俞可补益肝肾;三阴交补脾兼及肝肾。

随证选穴:目视不明加光明。

刺灸法:毫针刺,用补法,留针15~20分钟。肝俞、肾俞亦可针后加灸,每次20~30分钟,每日1次。

2. 风热侵扰

治则:散风清热,疏肝明目。取足太阳、厥阴经穴为主。

处方:睛明、攒竹、合谷、风池、行间。

方义:睛明、攒竹通经活络、行气活血;取合谷、风池以散风清热;足厥阴经荥穴行间,有疏肝清热之功。

随证选穴:头痛泪多加上星。

刺灸法：毫针刺,用泻法。留针 15～20 分钟,每日 1 次。

其他疗法：耳针

取穴：眼、肝、目$_1$、目$_2$。

操作方法：毫针刺,强刺激。留针 30 分钟。亦可用耳穴压豆法,两耳交替,3 日更换 1 次。

5.9 耳鸣、耳聋

耳鸣、耳聋是由多种原因引起的听觉异常和障碍。耳鸣的主要表现为耳中鸣响、妨碍听觉,甚至影响睡眠;耳聋是指不同程度的听力减退,甚至失听。因二者在临床上往往并见,在病因及治疗方面大致相同,故合并论述。

病因病机

本病多因暴怒惊恐,肝胆火旺,上扰清窍,或聚湿成痰,痰热郁结,阻塞气道所致;或肾精亏耗,精气不能上充于耳,均可导致耳鸣耳聋。

辨证

1. 肝胆火旺　突然耳聋或耳鸣不止,如风贯耳,隆隆不断,按之不减,影响听力,头痛面赤,口苦咽干,心烦易怒,或夜卧不宁,两胁撑胀,大便秘结,舌红,苔黄,脉弦数。

2. 痰热郁结　耳响如蝉鸣,听力减退或耳聋如塞,头昏沉重,胸闷脘满,口苦痰多,二便不畅,舌苔黄腻,脉弦滑。

3. 肾精亏损　两耳鸣响,时作时止,昼轻夜甚,按之则减,多伴听力减退,头晕乏力,腰膝酸软,虚烦失眠,舌红少苔,脉细弱或细数。

治疗

1. 肝胆火旺

治则：清泄胆火。取手足少阳、足厥阴肝经穴为主。

处方：翳风、听会①、侠溪、中渚、行间。

---

① 听会：可与耳门、听宫交替使用。

方义：手足少阳经脉均绕行于耳之前后，从耳后入耳中，故取手少阳之中渚、翳风，足少阳之听会以疏导少阳经气；取肝经荥穴行间，胆经荥穴侠溪，以清泻肝胆之火。亦是"病在上，下取之"和"盛则泻之"之意。

刺灸法：毫针刺，用泻法。留针 15～20 分钟，每日 1 次。

2. 痰热郁结

治则：清热化痰，散郁消结。取手足少阳、阳明经穴为主。

处方：翳风、听会、侠溪、中渚、上脘、丰隆、足三里、阳陵泉。

方义：取翳风、听会、侠溪、中渚疏导少阳经气；取足阳明经络穴丰隆以清热化痰；上脘配足三里、阳陵泉，以平木培土、消郁散结、清心胃之热、消上中焦之痰湿。

随证选穴：热病耳聋加偏历。

刺灸法：毫针刺，用泻法。留针 15～20 分钟，每日 1 次。

3. 肾精亏损

治则：补益肾精。取手足少阳、足少阴经穴为主。

处方：翳风、听会、中渚、肾俞、命门、关元、太溪。

方义：翳风、听会为近部取穴，配手少阳经穴中渚以疏导少阳经气；又因肾开窍于耳，肾虚则精气不能上注于耳，故取肾俞、命门、关元、太溪以调补肾气，使精气上输耳窍，奏止鸣复聪之效。

刺灸法：毫针刺，用补法。留针 15～20 分钟，肾俞、命门、关元针后加灸，每次灸 20～30 分钟，每日 1 次。

其他疗法：头针

取穴：选取两侧晕听区。

操作方法：毫针刺，间歇运针，留针 30 分钟，每日或隔日 1 次。适应于神经性耳鸣、听力下降。

5.10 聤 耳

聤耳，又称脓耳、耳漏，临床表现以耳中疼痛、耳窍流脓为主要特征。类似于现代医学之急、慢性化脓性中耳炎。以儿童最多见。

病因病机

多因风热之邪侵于耳窍,引动胆火上炎,邪热结聚,热毒炽盛,而化腐成脓,或因久病脾虚,运化失职,水湿内生,痰浊不化,泛溢耳窍所致。

辨证

1. 风热外侵　起病较急,耳内胀塞疼痛,日渐加重,并有全身发热,恶寒,头痛及烦躁不安等症。数日后耳中有黏稠之脓液流出,其味恶臭,耳痛及全身症状则随之减轻,舌质红,苔黄,脉弦数。

2. 脾虚湿困　耳内流脓迁延日久,时发时愈,时轻时重,脓液清稀而臭,或兼见头晕耳鸣,听力减退等症状,舌淡,苔白,脉细弱。

治疗

1. 风热外侵

治则:疏风清热,开窍。取手足少阳经穴为主。

处方:风池、完骨、耳尖、合谷、行间、关冲。

方义:风池、完骨、耳尖可疏散少阳在耳窍之风热;合谷有清头面风热、通诸窍之功;行间、关冲可清散肝胆三焦之火热。

随证选穴:热甚加大椎;头痛加太阳、上星。

刺灸法:毫针刺,用泻法。大椎可用三棱针点刺出血。

2. 脾虚湿困

治则:健脾化湿。取手少阳和足太阴、阳明经穴为主。

处方:翳风、足三里、阴陵泉、隐白。

方义:翳风为局部取穴,以通络开窍;足三里为足阳明之合穴,阴陵泉为足太阴之合穴,配隐白可补益脾气、振奋脾阳,以求健脾化湿之功效。

随证选穴:头晕耳鸣加肾俞、太溪。

刺灸法:毫针刺,用补法。留针15～20分钟,足三里、肾俞亦可针后加灸,每次灸20～30分钟,每日1次。

其他疗法:耳针

取穴:耳尖、肾、内耳、枕、外耳、皮质下。

操作方法:毫针刺,中等刺激,留针20～30分钟,每日或隔日1次。亦可用耳穴压豆法。

5.11 聋 哑

聋和哑虽然是两种截然不同的症状,但哑多由聋所致,故有"哑由聋所起,治哑先治聋""聋是哑之因,哑为聋之果"之说,故称聋哑。临床以儿童最为多见。

病因病机

本病多由先天不足,或因感受温邪热毒,壅滞脉络,闭阻清窍;或因药物中毒所致。

辨证

以听力严重减退,甚至完全丧失,因而不会讲话为其主要特征,发音器官则无异常。

治疗

治则:通络开窍。取手足少阳经穴为主。

处方:率谷、悬颅、天冲、中渚、阳陵泉、听宫、听会、哑门。

方义:率谷、悬颅、天冲、听宫、听会主要为手足少阳在耳区之经穴,其经脉皆由此入耳中出走耳前,能疏通耳部经气;中渚、阳陵泉以疏导少阳经气,使耳区诸穴通络开窍之功效更捷;哑门能利舌咽、开窍,为治哑之要穴。

刺灸法:率谷、悬颅、天冲用平刺法透向角孙,进针1~1.5寸;听宫透听会用斜刺法,进针1~1.2寸;率谷、悬颅用电针,取疏密波,留针40分钟。

5.12 鼻 衄

鼻衄即鼻出血,是指除外伤以外其他疾病引起的鼻腔出血。严重出血又称鼻洪或鼻大衄。

病因病机

肺气通于鼻,外感风热燥邪,首先犯肺,上壅鼻窍,灼伤脉络;或胃经素有积热,而又过食辛辣,以致胃热炽盛,循经上炎;或因年老体弱,肝肾阴亏,虚火上炎,而伤及脉络,血随火升,溢于脉外,从鼻窍而出,发为鼻衄。

辨证

1. 肺经蕴热　鼻中点滴出血,色鲜红,鼻腔干燥,身热口干,咳嗽痰少,舌红,苔薄白,脉浮数。

2. 胃热炽盛　鼻中出血量多,色鲜红或深红,咽干口臭,烦渴喜冷饮,大便干结,小便短赤,舌红,苔黄,脉洪数。

3. 肝肾阴虚　鼻衄色红,时作时止,量不多,口干少津,头晕目眩,心悸耳鸣,心烦失眠,舌红少苔,脉细数无力。

治疗

1. 肺经蕴热

治则:疏风清热止血。取手太阴、阳明经穴为主。

处方:风池、迎香、合谷、少商。

方义:少商点刺出血,以清泄肺热;取合谷、迎香清泄阳明,配风池以疏风。

随证选穴:热重加大椎、曲池。血出不止点刺委中出血。

刺灸法:毫针刺,用泻法。留针15～20分钟,少商、大椎可用三棱针点刺出血。

2. 胃热炽盛

治则:清泄胃火止血。取手足阳明、督脉经穴为主。

处方:迎香、合谷、厉兑、上星。

方义:迎香、合谷分属手足阳明经,能清泄阳明;厉兑为足阳明经的井穴,以清泄胃火、降逆气,督脉为阳脉之海,上星为督脉之穴,刺之可泄诸阳经热,使血自归经则鼻衄可止。

随证选穴:衄血不止加隐白。

刺灸法:毫针刺,用泻法。留针15～20分钟,每隔3～5分钟捻针1次。

3. 肝肾阴虚

治则:滋养肝肾,降火止血。取足少阴、厥阴经穴为主。

处方:太溪、太冲、通天、飞扬。

方义：取肾之原穴太溪，肝之原穴太冲，以滋肾阴、降肝火，配通天主治鼻衄；飞扬为足太阳之络穴，为主治肝肾阴虚鼻衄之要穴。

随证选穴：衄血不止加灸涌泉。

刺灸法：毫针刺，用平补平泻法。留针 15～20 分钟，每日 1 次。

其他疗法：耳针

取穴：内鼻、肺、胃、肾上腺、额。

操作方法：毫针刺，中等刺激，留针 20～30 分钟，每日 1 次。亦可用耳穴压豆法。

5.13　鼻　渊

鼻渊亦称脑漏，是以鼻流浊涕、鼻塞不闻香臭为其主症。因鼻流浊涕不止，如泉如渊，故名鼻渊，常伴有头额胀痛和头晕等，是鼻科的常见病多发病之一，类似现代医学之急慢性鼻窦炎。

病因病机

肺主皮毛，开窍于鼻，风寒袭表犯肺，蕴而化热，肺气失宣，而致鼻塞，郁热壅于鼻窍，则发为鼻渊；或因肝胆火盛，上犯清窍，灼伤鼻窦所致。

辨证

1. 风寒化热　恶寒发热，咳嗽痰多，头额胀痛，鼻塞多涕，嗅觉减退，舌质红，苔薄黄，脉浮数。

2. 肝胆火盛　鼻塞流涕，黄浊黏稠，腥臭难闻，眉间及颧部压痛，常见有发热，头痛，目眩口苦，急躁易怒，少眠多梦，舌红，脉弦数。

治疗

1. 风寒化热

治则：祛风清热，宣肺开窍。取手太阴、阳明经穴为主。

处方：列缺、合谷、迎香、印堂①。

---

① 印堂：可在印堂点刺放血加拔罐。

方义：鼻为肺窍，故取肺经络穴列缺以宣通肺气、散风清热；手阳明与手太阴相为表里，其脉上挟鼻孔，故取合谷、迎香以疏调手阳明经气、清泄肺热，对鼻塞，不闻香臭最为有效；印堂为督脉穴，能散郁热、通鼻窍。

随证选穴：眉棱骨痛加鱼腰、照海。

刺灸法：毫针刺，用泻法，留针15～20分钟，每日1次。

2. 肝胆火盛

治则：清泻肝胆，通利鼻窍。取手阳明和足厥阴、少阳经穴为主。

处方：行间、风池、上星、迎香。

方义：行间为肝经的荥穴，风池为胆经与阳维之会，二穴有疏风解热、清泻肝胆的作用；取督脉的上星，手阳明经的迎香，以活血通络、利鼻窍。

随证选穴：头痛加太阳。

刺灸法：毫针刺，用泻法。留针15～20分钟，每日1次。

其他疗法：耳针

取穴：内鼻、肺、额、肾上腺、过敏者加平喘。

操作方法：毫针刺，强刺激，间歇运针，留针20～30分钟。或用耳穴压豆法。

5.14 牙 痛

牙痛是口腔疾患中常见的症状，多因牙髓炎、龋齿及冠周炎等病引起，每遇热或冷等刺激而加剧，以儿童和老年体弱者较多见。

病因病机

风火邪毒外侵，郁阻阳明经络，气血滞留，郁而化火生腐；或因过食辛辣而肠胃积热，阳明化火，循经上犯而发为牙痛。肾主骨，齿为骨之余，肾阴亏损，牙髓空虚，虚火上炎，灼伤牙龈而疼痛。

辨证

1. 风火牙痛　牙齿疼痛，齿龈红肿，遇热痛剧，兼见身热、恶寒、口渴等症，舌红，苔白，脉浮数。

2. 胃火牙痛　齿龈红肿,疼痛剧烈,或出脓渗血,头痛,口臭,烦渴引饮,大便秘结,舌苔黄厚,脉洪数。

3. 虚火牙痛　牙痛隐隐,时作时止,牙齿松动,齿龈不红不肿,口不臭,舌红,少苔,脉细。

治疗

治则:通络止痛。风火者,祛风泄热;胃火者,清胃泻火;虚火者,益阴降火。

处方:合谷、下关、颊车;

　　　风火牙痛配液门、风池;

　　　胃火牙痛配内庭、劳宫;

　　　虚火牙痛配太溪、行间。

方义:合谷为治疗牙痛之效穴,能清手阳明经之热;下关、颊车均属胃经,可疏通经气、泻火止痛;液门能清三焦之风热,引邪从表而解;风池祛风解表;内庭为足阳明之荥穴,可清阳明之实热;劳宫为手厥阴经荥穴,可清心火;取太溪以滋补肾阴而降虚火;行间则可清泻肝火。

随证选穴:龋齿痛加二间;头痛加太阳。

刺灸法:毫针刺,一般用泻法,太溪穴用补法。留针 15～20 分钟,每隔 5 分钟捻针 1 次。

其他疗法　耳针

取穴:上颌、下颌、神门、屏尖、牙痛点。

操作方法:毫针刺,强刺激,留针 20～30 分钟。亦可用耳穴压豆法。

5.15　咽 喉 肿 痛

咽喉肿痛是由多种常见的咽喉部病变引起,以局部红肿、疼痛不适为主要临床表现,常伴有发热、头痛、咳嗽等症状。本病包括现代医学的咽炎、喉炎及急慢性扁桃体炎等。

病因病机

本病是因外感风热,侵袭肺卫,结于咽喉,或因肺胃素有郁热,郁热上蒸,壅于咽喉而发病；或因肾阴不足，胃阴亏耗，津液不能滋润咽喉，虚火上炎而发病。

辨证

1. 风热　发热重，恶寒轻，头痛咳嗽，咽部红肿、疼痛，舌红，苔薄黄，脉浮数。

2. 实热　壮热不退，无头痛恶寒，咽痛剧烈，面目红赤，口舌生疮，口渴引饮，大便秘结，小便短赤，舌红，苔黄燥，脉滑数。

3. 虚热　咽痛隐隐，潮热颧红，口渴不欲饮，腰膝酸软，头晕耳鸣，舌红少苔，脉细数。

治疗

1. 风热

治则：疏风清热利咽。取手太阴、阳明经穴为主。

处方：风池、少商①、合谷、曲池、列缺。

方义：取风池以散风清热；曲池、合谷以清泄阳明邪热；少商为手太阴肺经之井穴，可泻肺中之热而利咽喉；列缺可化痰止咳，有散风清热利咽之功。

随证选穴：头痛加太阳、大椎。

刺灸法：毫针刺，用泻法。留针15～20分钟，或不留针。少商用三棱针点刺出血，每日1次。

2. 实热

治则：清肺胃，利咽喉。取手太阳、手足阳明经穴为主。

处方：少商、合谷、尺泽、陷谷、关冲。

方义：少商系手太阴之井穴，可清泄肺热，为治喉证的主穴；尺泽为手太阳经的合穴，能泻肺经实热，取实则泻其子之意；合谷、陷谷分属手足阳明经，二穴相配以疏泄阳明之郁热；配以三焦经井穴关冲，加强清泄肺胃之热，以达消肿利咽之功。

随证选穴：便秘加支沟。

刺灸法：毫针刺，用泻法，留针15～20分钟。少商、关冲二穴用三棱针点

---

① 少商：可与商阳交替使用。

刺出血。

3. 虚热

治则：滋阴降火利咽。取手太阴、足少阴经穴为主。

处方：太溪、照海、鱼际、金津、玉液。

方义：太溪为肾之原穴，照海系足少阴经和阴蹻脉的交会穴，两脉均循行于喉咙，故二穴能滋阴降火，导虚火下行；鱼际为手太阴的荥穴，能清肺经之虚热而利咽；取金津、玉液以养阴液、利咽喉。

随证选穴：腰膝酸软加肾俞。

刺灸法：毫针刺，用平补平泻法。留针 15～20 分钟，每日 1 次。

其他疗法：耳针

取穴：咽喉、肺、扁桃体、耳轮$_{1\sim6}$。

操作方法：毫针刺，强刺激，耳轮$_{1\sim6}$可用三棱针点刺出血。或用耳穴压豆法。

5.16 梅 核 气

梅核气系患者咽喉部的一种异常感觉，喉中似有梅核梗塞，故名梅核气。临床常以咯之不出、咽之不下为主要特征，或伴有胸膈痞闷、精神抑郁不畅等症状。以成年妇女较多见，属现代医学神经官能症范畴。

病因病机

本病多因精神刺激，情志抑郁而致肝气郁结。肝病必乘脾土，脾失健运，津液不得输布，则积湿成痰，痰气互结，阻于咽喉而发病。

辨证

患者自觉喉中有异物梗阻，咯之不出，咽之不下，此异常感觉时轻时重，常随情绪波动而变化。咽部无疼痛，饮食无妨碍，检查无异常，多见有精神抑郁，心情不畅，多猜多疑，胸胁胀满及纳呆等症状。妇女则常有月经不调。舌淡，苔白腻，脉弦。

治疗

治则：宽胸，利气，除痰。取任脉、手足厥阴经穴为主。

处方：天突、膻中、内关、行间、丰隆。

方义：天突功在清咽利膈；膻中为气之会穴，有理气之功；内关为手厥阴经的络穴，有宽胸理气的作用；取行间疏肝解郁；配以足阳明胃经的络穴丰隆以祛痰、通便、理气降逆。诸穴合用可奏宽胸利膈、理气化痰、利咽喉之功效。

随证选穴：阴虚者加三阴交、太溪、照海。气血双虚者加关元、足三里、膈俞。

刺灸法：毫针刺，用平补平泻法。留针 15～20 分钟，每日 1 次。

其他疗法：耳穴压豆

取穴：神门、交感、咽喉、肝，左右交替，3 日更换 1 次。

6 急症

6.1 高 热

高热是指体温骤升超过 39℃以上，以身灼热、烦渴、脉数等为主要临床特征。导致高热的原因主要可分为外感与内伤两大类。本章着重介绍外感之邪所致的高热，相当于现代医学中的急性传染性疾病的高热、急性感染性高热及慢性疾病并发感染的高热等。

病因病机

导致高热的原因甚多。如外感风热，邪从口鼻或皮毛而入，内舍其合，使肺失清肃，卫失宣散，而致高热；或温邪侵表不解，内传气分，或内蕴营血，温邪与气血相搏，引发高热；或夏令感受暑热，暑性炎热，内扰神明，导致高热神昏；或外感时疫邪毒，郁于肌肤，内陷脏腑，邪正相争，而致高热。

辨证

1. 风热犯肺　症见高热,微恶风寒,咽喉肿痛,咳嗽,吐痰色黄黏稠,口干渴,舌质红,苔薄黄,脉浮数。

2. 温邪内蕴　邪在气分者,症见高热,不恶寒,面红目赤,口渴欲冷饮,咳嗽胸痛,腹部胀痛拒按,或大便秘结,舌质红,苔黄燥,脉洪数。邪在营血者,症见高热夜甚,烦躁不安,口干不欲饮,斑疹隐隐,或兼见神昏谵语,四肢抽搐,舌绛少津,脉细数。

3. 暑热蒙心　症见高热汗出,心烦不安,肌肤灼热,舌燥口干,烦渴引饮,甚则头痛,呼吸喘急,继而昏倒,不省人事,脉多沉而无力。

4. 疫毒熏蒸　疫毒来势凶猛,故症见高热,头目红肿热痛,咽喉肿痛,焦躁不宁,或见丹疹密布肌肤,咽喉腐烂作痛,舌红,苔黄,脉数。

治疗

1. 风热犯肺

治则:疏风清热,宣肺止咳。取督脉及手太阴、阳明经穴为主。

处方:大椎、风池、少商、鱼际、合谷、曲池。

方义:大椎为诸阳之会、督脉之穴,能泄热解表;风池为足少阳经穴,疏风清热力专,二穴相伍,宣散风热之邪;少商为手太阴井穴,鱼际为手太阴荥穴,井荥相配,清热宣肺利咽;合谷、曲池为手阳明经穴,合谷升而能散,曲池走而不守,二穴配用可调和气血、疏散表邪、宣肺清热。

随证选穴:头痛加太阳;咳嗽甚者加列缺、肺俞。

刺灸法:毫针刺,用泻法,留针 10~15 分钟,间歇行针 2~3 次;少商可用三棱针点刺出血。

2. 温邪内蕴

(1) 气分证

治则:清热解毒驱邪。取督脉及手、足阳明经穴为主。

处方:大椎、尺泽①、合谷、关冲、内庭。

方义:取大椎以泄热解表;尺泽配合谷,可清泄肌表蕴积之热邪,助大椎

---

① 大椎、尺泽:点刺放血加拔罐。

而斡旋营卫、清里达表；关冲为三焦经井穴，可清泄气分之热，疏通三焦气机；内庭为足阳明荥穴，能清泄胃腑之热。五穴配用，可荡涤内外之蕴热秽邪。

（2）营血证

治则：清热透营，凉血解毒。取手厥阴、足太阳经穴为主。

处方：曲泽、委中、中冲、少冲、曲池、太冲。

方义：本证因温邪侵入营血，故取手厥阴经穴曲泽与足太阳经穴委中（又名血中之郄穴），以清泄血分之热毒；因心主血脉，故取心包经井穴中冲与心经井穴少冲，以泻心火、清血热；曲池为手阳明经合穴，能调和气血；太冲为足厥阴经原穴，善清热凉血。诸穴相伍，共奏清热透营、凉血解毒之功。

随证选穴：神昏谵语加十宣、人中；鼻衄加上星；咯血加孔最；便血加二白；四肢抽搐加筋缩、阳陵泉。

刺灸法：毫针刺，用泻法，留针 15～20 分钟，间歇行针 2～3 次；曲泽、委中、中冲、少冲用三棱针点刺出血。

3．暑热蒙心

治则：祛暑泄热，开窍启闭。取督脉、手厥阴经穴为主。

处方：大椎、上星、曲泽、人中、十宣、合谷、劳宫、内关、巨阙、膻中。

方义：大椎为诸阳之会，与上星同用能祛暑解表；曲泽为手厥阴之合穴，点刺放血可清心泄热祛暑；人中、十宣、合谷透劳宫，可泄热醒神、开窍启闭；内关、巨阙、膻中能宽胸理气、宁神定志。

刺灸法：毫针刺，用泻法，留针 20～30 分钟，间歇行针 5～6 次；曲泽、十宣用三棱针点刺放血。

4．疫毒熏蒸

治则：清热解毒。取阳明经穴为主。

处方：曲池、少商、少泽、商阳、中冲、合谷、风池、外关、委中。

方义：少商、少泽、商阳、中冲分别为肺经、小肠经、大肠经、心包经之井穴，四穴相配，可表里双解，清卫透营；曲池、合谷清热散风，消散头面诸窍之风热疫毒；风池、外关宣通三焦气机，疏风清热、消肿止痛；委中为血之郄穴，点刺能清热凉血解毒。

随证选穴：咽喉肿痛加列缺；头痛加天柱。

刺灸法：毫针刺，用泻法，留针 15～20 分钟，间歇行针 3～4 次；委中用三棱针点刺出血。

其他疗法：耳针

取穴：耳尖、肾上腺、皮质下、三焦、肺、胃。

操作方法：毫针刺，强刺激，留针 10～15 分钟，间歇行针 1～2 次。

6.2 厥 证

厥证是一个证候，可见于多种疾病之中，以突然昏倒、不省人事、四肢厥冷为主要特征。轻者昏厥时间较短，逐渐自行苏醒，醒后无后遗症；重者可一厥不醒而致死亡。现代医学中的休克、中暑、低血糖昏迷及精神性疾病等出现的昏厥，均可参考本病辨证论治。

病因病机

厥证的病机，主要是由于气机突然逆乱，升降失调，阴阳之气不相顺接所致。但气机逆乱又有虚实之分：气盛有余者，气逆上冲，血随气逆，或挟食挟痰，壅塞于上，以致清窍被蒙，发生厥证；气难不足者，清阳不升，气陷于下，血不上达，以致精明失养，也可发生厥证。此外，在热性病过程中，阴盛阳衰，或阳郁于里，或气郁不达，或瘀血阻滞等，均可导致阴阳之气不相顺接而发生厥证。

气厥　因恼怒惊骇，情志过极，以致气机逆乱，上壅心胸，蒙闭清窍，而致昏倒；或因素体元气虚弱，偶遇劳累过度，或悲恐之时，以致阳气消乏，气虚下陷，清阳不升，造成突然昏厥。

血厥　肝阳素旺，又加暴怒，以致血随气逆，气血并壅于上，闭塞清窍，昏倒无知；或因失血过多，气随血脱，亦可发生昏厥。

痰厥　形盛气弱之人，嗜食肥甘，脾胃受伤，运化失常，聚湿生痰，痰浊内阻，气机不利，又逢恼怒气逆，痰随气升，上蒙清窍，以致突然眩仆而厥。

食厥　饮食不节，食滞内停，传化失常，气机受阻，以致窒闷而厥。多见于儿童。而成人在饱食之后，骤逢恼怒，气逆挟食，食填脘腹，上下痞隔，气机受阻于清窍,亦可致昏厥。

寒厥　素体元阳亏损,不能温通经脉,寒邪直中于里,发生昏厥。

热厥　邪热过盛,阳郁于里不能外达,而致热厥。

辨证

厥证的临床表现主要是突然昏倒,不省人事,四肢厥冷,面色苍白,属于危象。而厥证的发生,常有明显的诱因,故在辨证过程中了解病史极为重要,并须分辨虚、实、寒、热、气、血、痰、食。

气厥

(1)实证:偶因恼怒,突然昏倒,不省人事,口噤拳握,呼吸气粗,四肢厥冷,舌苔薄白,脉沉弦。

(2)虚证:素体虚弱,疲劳惊恐,而致眩晕昏仆,面色苍白,呼吸微弱,汗出肢冷,舌质淡,脉沉微。

血厥

(1)实证:暴怒之后,突然昏倒,不省人事,牙关紧闭,面赤唇紫,舌质红,脉多沉弦。

(2)虚证:多因失血过多,突然昏厥,面色苍白,唇口无华,四肢震颤,目陷口张,自汗肤冷,呼吸微弱,舌质淡,脉细数无力。

痰厥　突然昏厥,喉中痰鸣,或呕吐涎沫,呼吸气粗,苔白腻,脉沉滑。

食厥　饱食之后,骤加恼怒,突然昏厥,气息窒塞,脘腹胀满,舌苔厚腻,脉滑实。

寒厥　面青肢冷如冰,踡躯而卧,口不渴,下利清谷,舌淡苔白,脉沉细。

热厥　病初身热头痛,烦渴躁妄,胸腹灼热,尿赤便秘,继则神志昏愦,四肢厥冷,舌红苔黄燥,脉沉数有力。

治疗

1. 实证

治则:苏厥开窍。取督脉、手厥阴经穴为主。

处方:人中、中冲、内关、足三里、涌泉。

方义:人中为督脉经穴,督脉入络于脑,总督诸阳,刺之醒脑开窍;中冲、内关为手厥阴经井穴与络穴,用之苏厥开窍启闭;足三里为胃经之合穴,涌泉为肾经之井穴,二穴同灸,温阳救逆。

随证选穴:气厥加太冲;血厥加行间;寒厥加神阙、命门;热厥加十二井穴;痰厥加天突、巨阙、丰隆;食厥加中脘。

刺灸法:毫针刺,用泻法,留针 20～30 分钟,间歇行针 4～6 次;足三里、涌泉,艾条温和灸 20～30 分钟;中冲用三棱针点刺出血。

2. 虚证

治则:回阳救逆。取任、督脉穴为主。

处方:人中、内关、百会、气海、合谷、足三里。

方义:人中可开关窍、醒神苏厥;内关能宽胸理气、强心救逆;百会为督脉经穴,督脉总督一身之阳;气海为任脉经穴,任脉总领一身之阴;百会能升阳醒神,气海可回阳固脱,二穴相配,可调整阴阳;合谷、足三里为手、足阳明经穴,阳明经多气多血,取二穴可补中益气、调和气血、扶正固本。

随证选穴:气厥加腹中;血厥加太冲、三阴交;寒厥加神阙;热厥加十宣。

刺灸法:毫针刺,用补法。百会、气海加灸,留针 20～30 分钟,间歇行针 4～6 次;神阙用隔盐灸。

其他疗法:耳针

取穴:心、脑、神门、皮质下、肾上腺、交感。

操作方法:毫针刺,强刺激,留针 10～15 分钟。

6.3 脱　证

脱证是以亡阴、亡阳为其病机的内科急症。临床上以面色苍白、四肢厥冷、汗出气短,神情淡漠,血压下降,甚至昏不知人、唇面发绀、脉微欲绝等为主要特征。相当于现代医学的感染性休克、失血性休克、心源性休克、过敏性休克以及药物(或食物)中毒性休克等范畴。

病因病机

脱证多由素体羸弱,久病不愈,或突然大汗、大吐、大下、大失血之后,元气耗竭。阴亡则阳无所依附而脱失,阳亡则阴无以化生而消亡,以致阴阳不相维系,阴阳离决而发。

辨证

1. 阴脱 多见于热性病中。面唇苍白,发热烦躁,心悸多汗,汗出黏而热,口渴欲饮,尿少色黄,甚则昏迷,脉细数或沉微欲绝。

2. 阳脱 多由亡阴之后演变而成。面色晦暗,大汗淋漓,汗清稀而凉,口不渴,身冷如冰,下利清谷,尿少或遗尿,神情淡漠,甚则昏不知人,舌淡苔白,脉微欲绝。

3. 阴阳俱脱 神志昏迷,目呆口张,瞳孔散大,喉中痰鸣,气少息促,汗出如油,舌卷囊缩,周身俱冷,二便失禁,脉微欲绝。

治疗

治则:回阳固脱,调和阴阳。取任、督脉穴为主。

处方:人中、素髎、关元、神阙、涌泉、足三里、内关。

方义:人中、素髎可醒脑振阳、升血压;神阙、关元回阳固脱救逆;涌泉为肾经井穴,能益阴敛阳、清脑醒神;足三里益气助阳、固表止汗;内关可强心、升血压。

随证选穴:多汗加合谷、复溜;痰多加丰隆;脉微欲绝加太渊。

刺灸法:毫针刺,用补法,留针30~40分钟,间歇行针5~8次;关元、神阙用灸法。以病情好转为度。

按语

脱证是由多种原因所引起的危重病候,病情复杂而变化迅速,故临证时应严密观察,分秒必争,积极进行综合救治药物与针灸、中医与西医综合治疗最为适宜。在救治脱证中,如药物治疗配合针灸,不仅奏效快,而且可使本来单用药物救治不活的病人,化凶为吉。

6.4 中　暑

中暑是指在酷暑炎热之夏季,烈日之下长时间地停留和工作,暑热内袭或夹湿伤人,逼汗出而伤阴,骤然发为高热、汗出、嗜睡、神昏、躁扰、抽搐等症的一种危急病证。现代医学亦称为中暑。

病因病机

中暑多因素体虚弱，暑热或暑湿秽浊之气侵袭人体，以致邪热郁蒸，正气耗伤，蒙闭清窍，经络之气厥逆不通所致。

辨证

中暑的临床分型，主要根据病情的程度不同，而分为轻型和重型两种。轻证主要表现为头痛，头晕，胸闷，恶心，口渴，汗出，高热，烦躁不安，全身疲乏酸痛；重证除上述症状外，还可见汗多肢冷，面色苍白，心慌气短，甚则神志不清，猝然昏迷，四肢抽搐等症。

治疗

1. 中暑轻型

治则：清泄暑热，佐以和胃。取督脉与足阳明经穴为主。

处方：大椎、曲泽①、合谷、太阳、足三里、内关。

方义：大椎为诸阳之会，能清泄一身暑热之邪；曲泽能清心热、除心烦、通心窍；合谷配太阳，可清头面诸窍之热而医头痛、头晕；足三里配内关以和胃止呕、强心安神。

刺灸法：毫针刺，用泻法，留针5～10分钟，间歇行针1～2次；大椎、曲泽、太阳用三棱针点刺出血。

2. 中暑重型

治则：清泄暑热，开窍固脱。取督脉与足太阳经穴为主。

处方：人中、大椎、曲泽、委中、十二井穴、承山、内关、关元、神阙。

方义：人中可开关窍、镇惊醒神；大椎可清泄一身暑热之邪；曲泽配委中，能清心热、除心烦、通心窍、解痉挛；十二井穴清暑热、开关窍而醒神；承山解痉挛、止抽搐；内关和胃止呕、强心、升血压；关元、神阙固元气而复虚脱。

刺灸法：毫针刺，用泻法，留针10～15分钟，间歇行针1～2次；关元、神阙用灸法，每次灸30～40分钟；大椎、曲泽、委中、十二井穴用三棱针点刺出血。

---

① 大椎、曲泽：点刺放血加拔罐。

其他疗法：刮痧

取穴：曲泽、委中、脊椎两侧的背俞穴，大杼至三焦俞。

操作方法：每刮一处，先用水湿润皮肤，右手持刮具，边蘸水边刮，直至皮肤起紫红色痧点为度。

7 其他病证

7.1 坐骨神经痛

坐骨神经痛是指沿坐骨神经通路及其分布区的疼痛，即在臀部、大小腿后外侧部和足外侧的放散性或持续性的疼痛。

本病根据病因可分为原发性和继发性二类。原发性坐骨神经痛即坐骨神经炎，主要由感染或寒冷刺激而引起，继发性坐骨神经痛为邻近组织的病变刺激、压迫或破坏该神经所致，故又称症状性坐骨神经痛。临床上以继发性坐骨神经痛为多见，原发性较为少见。

临床表现

原发性坐骨神经痛起病急，疼痛重，多由臀部、髋部向下扩散至足部，疼痛呈持续性钝痛，并有发作性加剧。发作性疼痛可为烧灼样和刀割样，遇寒则疼甚，得温则减。坐骨神经通路各点常有明显压痛，直腿抬高试验阳性，病变初期踝反射可能增强，后期一般减弱，无明显肌肉萎缩。

继发性坐骨神经痛起病较缓，能查到原发病，临床常见为腰椎病变所引起的根性坐骨神经痛，疼痛呈放射性，常因咳嗽、喷嚏和摒气用力时加剧，腰椎棘突和横突压痛明显，而坐骨神经通路各点压痛较轻微，直腿抬高试验也呈阳性，颏胸试验和颈静脉压迫试验阳性，踝反射多减弱，严重者可消失，病久者可见肌肉萎缩。

治疗

1. 原发性坐骨神经痛

处方：环跳、风市、阳陵泉、昆仑、承山。

刺灸法：毫针刺，用泻法。留针 15～20 分钟，间歇行针 1～2 次。

2. 继发性坐骨神经痛

处方：腰 4/5 夹脊、大肠俞、关元俞、秩边、委中、阳陵泉、绝骨、昆仑。

刺灸法：毫针刺，用平补平泻法。留针 15～20 分钟，间歇行针 1～2 次。

其他疗法

1. 耳针

取穴：坐骨、臀、神门、交感、皮质下、腰椎。

操作方法：毫针刺，用中度刺激，留针 20 分钟。亦可用耳穴压豆法。

2. 电针

取穴：腰 4/5 夹脊、秩边、阳陵泉、环跳。

操作方法：每次选 2 穴，针刺后，接电疗机，用疏密波，每次通电刺激 20 分钟。

7.2　枕神经痛

枕神经痛是枕区和上颈部的疼痛。多因感染性疾病及枕部损伤和第 1 至第 4 颈椎的病变等引起。

临床表现

枕区及上颈部疼痛，常因头颈部的动作、喷嚏、咳嗽等而诱发。发作时病人常保持头部不动。疼痛多为持续性，亦可阵发性加剧，但在发作间歇期仍可有钝痛。检查时可找到枕神经的压痛点。枕大神经压痛点位于乳突与第 1 颈椎后面中点连线的中点（风池穴），枕小神经压痛点位于胸锁乳突肌附着点的后上缘（翳明穴）。当按压这些部位时，病人感到剧烈的疼痛，疼痛可沿神经分布扩散。枕部的皮肤常有感觉过敏及营养障碍。

治疗

处方：风池、天柱、脑空、完骨、后溪、昆仑。

刺灸法：毫针刺,用泻法。留针 15～30 分钟,间歇行针 2～3 次。

其他疗法：耳针

取穴：神门、皮质下、枕、颈。

操作方法：毫针刺,中度刺激,留针 15～20 分钟。亦可用耳穴压豆法。

7.3 面肌痉挛

面肌痉挛是指阵发性半侧面肌不规则抽搐而言。多见于中年以上的女性。

临床表现

症状开始仅有眼轮匝肌间歇性抽搐,逐渐发展至面部其他肌肉,严重的口角也会一起抽动。抽搐的程度轻重不等,可因疲倦、精神紧张、自主运动而加剧,入睡后抽搐即停止。个别病人可伴有头痛、病侧耳鸣。神经系统检查无阳性体征。

治疗

处方：太阳、四白、地仓、迎香、下关、合谷、太冲。

刺灸法：毫针刺,用泻法。留针 15～30 分钟,间歇行针 2～3 次。亦可用电针,疏密波,通电 15～20 分钟。

其他疗法：耳针

取穴：交感、神门、肝、太阳、面颊、皮质下。

操作方法：毫针刺,每次选 3～4 穴,强刺激,留针 20 分钟。或用耳针埋藏及耳穴压豆法。

7.4 多发性神经炎

多发性神经炎又名周围神经炎。是一种以对称性四肢远端运动、感觉、植物神经障碍为主要特征的疾病。本病多由感染、中毒、代谢障碍或变态反应等原因而引起,其中以感染和中毒最为常见。

临床表现

本病初起即表现四肢远端手指、足趾麻木或刺痛,或有蚁行感,以后病情进一步发展而呈现典型的对称性手套或袜套样感觉障碍,同时四肢运动无力,肌肉萎缩出现悬垂腕或下垂足,腱反射减退或消失,肢体远端皮肤发冷,多汗或无汗。由于致病原因不同,而临床表现的运动、感觉和植物神经障碍各异。

治疗

处方:肩髃、曲池、外关、合谷、八邪、大椎、陶道、足三里、阳陵泉、三阴交、解溪、八风。

刺灸法:毫针刺,初期宜用泻法,后期宜用补法或平补平泻。留针 20～40 分钟,间歇行针 2～4 次。并可针灸并用。

7.5 桡神经麻痹

桡神经麻痹是指桡神经损伤后,其支配的骨骼肌运动功能减退或丧失。主要表现为腕下垂,不能做仰掌和提腕动作。导致本病的原因很多,如腕肘扭挫伤、肱骨骨折或睡眠时以手臂代枕、手术时上肢长期外展、上肢放置止血带不当,以及铅中毒、酒精中毒等均可导致桡神经麻痹。

临床表现

主要表现为腕下垂,所有伸指肌及拇指外展功能丧失,第1,2掌骨背面皮肤感觉消失。桡神经深支损伤时,则出现患肢所有伸指肌及拇指外展肌功能丧失,而桡侧伸腕长肌功能存在,但无感觉障碍。

治疗

处方:曲池、手三里、外关、阳溪、阳池、合谷。

刺灸法:毫针刺,用平补平泻法。留针 20～30 分钟,间歇行针 2～3 次。可针灸并用,亦可用电针,选曲池、外关,通电 20 分钟。

7.6 尺神经麻痹

尺神经麻痹是指尺神经损伤后，其支配的骨骼肌运动功能减弱或丧失。手指以爪形畸形为特征，并伴有所支配区的感觉障碍。本病多因外伤或长期以肘支撑劳动损伤尺神经引起。

临床表现

手向桡侧偏斜，拇指处于外展状态，手指基底节过伸，末节屈曲，小鱼际平坦，骨间肌萎缩凹陷，手指分开合并受限制，小指动作丧失，各精细动作丧失，形成鹰爪手。手背尺侧、小鱼际、小指和无名指尺侧一半感觉丧失。

治疗

处方：小海、支正、外关、阳谷、中渚、八邪。

刺灸法：毫针刺，用平补平泻法。留针 20～30 分钟，间歇行针 2～3 次。亦可用电针，少海、支正通电 20 分钟。

7.7 腓总神经麻痹

腓总神经麻痹是指腓总神经损伤后，其支配的骨骼肌运动功能减弱或丧失，出现足下垂及神经分布区的感觉障碍的一种病证。本病多因外伤，腓骨头骨折，或下肢以石膏固定时腓骨头处保护不当受到挤压所致，或久蹲后缺血致使腓总神经受损。

临床表现

足下垂，病人不能伸足、提足、扬趾及伸足外翻，足呈马蹄内翻状，行走时足尖下垂，为了避免足趾触地跌倒，用力提高下肢，使髋关节、膝关节过度屈曲，类似马步或鸡步，或称跨阈步态。小腿外侧和足背皮肤感觉减退或消失、胫骨前肌可见萎缩。

治疗

处方：足三里、阳陵泉、条口、悬钟、解溪、申脉、照海。

刺灸法：毫针刺，用平补平泻法。留针 20～30 分钟，间歇行针 2～3 次。可用电针，阳陵泉、悬钟通电 20 分钟。

7.8　股外侧皮神经炎

股外侧皮神经炎又名感觉异常性股痛，以股外侧下 2/3 部位出现蚁行、麻木、针刺样感觉异常为特征。多见于肥胖中年男性，也常见于妊娠期妇女。

临床表现

自觉大腿前外侧下 2/3 处有蚁行感，或针刺、麻木样感觉异常，亦可出现疼痛，在行走或站立时加重。检查可在股外侧发现大小不等的感觉迟钝区或感觉缺失区，有时可发现有压痛点。

治疗

处方：局部围刺，风市、阳陵泉、三阴交。

刺灸法：毫针刺，用平补平泻法。留针 15～30 分钟，间歇行针 2～3 次。局部围刺是以毫针沿感觉迟钝区皮下围刺。亦可用灸法，局部以艾条温和灸 20～30 分钟。

其他疗法：皮肤针

取穴：病变局部。

操作方法：轻刺激，叩至皮肤潮红而不出血为度，每日或隔日一次。

7.9　颈 椎 病

颈椎病是颈椎骨关节病变（如增生性颈椎炎、颈椎间盘脱出等），压迫神经根和脊髓，而引起以头、颈、臂、手及前胸等部位的麻木、疼痛，伴有进行性肢体感觉及运动功能障碍的一种临床常见病。此病多见于成年人，好发于 40～60

岁，男性多于女性。

临床表现

颈项疼痛，常放射至肩、前臂、手指及前胸，往往头部活动或叩击头顶时疼痛更为明显，颈项僵硬，活动受限，相应区域的皮肤可出现感觉障碍，腱反射减弱。若病变累及脊髓则出现下肢麻木、沉重、肌张力增高、肌力减退，并出现病理反射，严重者可出现不完全性痉挛性瘫痪。部分病人常有头痛、头胀，当颈部过伸或转动时出现眩晕发作，甚至昏厥。

治疗

处方：风池、颈部夹脊、秉风、肩髃、曲池、外关、合谷、后溪；

下肢瘫痪者取：腰部夹脊穴、足三里、阳陵泉。

刺灸法：毫针刺，用平补平泻法。留针20～30分钟，间歇行针2～3次。

其他疗法：皮肤针

取穴：颈部夹脊。

操作方法：轻刺激，叩至皮肤潮红为度，隔日一次。

7.10 雷诺病

雷诺病系由肢端小血管痉挛性或功能性闭塞引起的局部缺血现象。病人如暴露于冷空气中或因情绪激动，即可发生肢端皮肤色泽的间歇性苍白及紫绀改变，伴有指（趾）的疼痛，本病易发于青年女性。

临床表现

每当环境温度降低或情绪激动时，两侧手指或足趾、鼻端、外耳突然变白，僵冷，皮肤出冷汗，常伴有蚁走感、麻木感或疼痛感，渐即转入青紫，或呈蜡状，经过一段时间后，皮肤又潮红、变暖，恢复正常。晚期有时症状呈持续地出现，手指（足趾）疼痛加剧，且有指（趾）端营养障碍，出现指（趾）甲裂纹、小溃疡，但很少坏死，即使发生坏死也仅限于皮肤。

治疗

处方：上肢：曲池、太渊、内关、合谷、后溪；

下肢：足三里、三阴交、太溪、冲阳、太冲。

刺灸法：毫针刺，用补法，留针 15～20 分钟，间歇行针 2～3 次。亦可针灸并用。

其他疗法：耳针

取穴：神门、交感、心、肺、内分泌、肾上腺、皮质下、趾指。

操作方法：毫针刺，每次选 3～4 穴，轻刺激，留针 15～20 分钟。或用耳穴压豆法。

7.11　红斑性肢痛症

红斑性肢痛症是一血管性疾病，其特征为阵发性肢端皮肤温度升高，皮肤潮红，肿胀，产生剧烈灼热痛，尤以足底、足趾为著，环境温度增高时，则灼痛加剧。此病多见于青年男女，其原因尚未确定。

临床表现

缓慢起病，但也可突然发生。初起为局限性肢体远端（足底或手掌）的发作性、烧灼样疼痛，患处皮肤发红、发热、肿胀、出汗，局部血管搏动增强，以后疼痛可扩及整个肢体。多数在晚间发作，每阵发作历时几分钟至数小时。各阵发作间局部仍有麻木疼痛感。可引起血管扩张或充血的各种因素，如局部加热、温暖的环境、运动、站立、甚至肢体的下垂，均可导致疼痛的加剧。休息、冷敷、将患肢抬高或裸露在被外可减轻疼痛。患处多汗，皮肤感觉灵敏，病人不愿穿袜或戴手套，屡次发作后，可发生肢端皮肤与指甲变厚或溃硬，偶见皮肤坏死，但一般无感觉及运动障碍。

治疗

处方：上肢：曲池、外关、合谷、劳宫、人迎；

　　　下肢：足三里、三阴交、行间、内庭、涌泉、人迎。

刺灸法：毫针刺，用泻法。留针 15～30 分钟，间歇行针 3～5 次。

其他疗法：耳针

取穴：交感、神门、皮质下、内分泌、指趾、踝、肾上腺。

操作方法：毫针刺，每次选 3～5 穴，中等刺激，留针 15～20 分钟。或用耳穴压豆法。

7.12　单纯性甲状腺肿

单纯性甲状腺肿是一种因缺碘而引起的代偿性甲状腺肿大。由于碘的缺少，甲状腺素的合成减少，降低了血液中甲状腺素的浓度，致使垂体分泌更多的促甲状腺激素，引起甲状腺细胞增生和肥大，形成甲状腺肿大。本病多见于女性，其发病可以是地区性的，但也可是无地区性而散在发生。

临床表现

甲状腺肿多为弥漫性，也有呈结节性肿大。皮色如常，不觉疼痛，按之皮宽而质较软，一般无全身症状，地方性甲状腺肿，有时可高度肿大，环绕颈前，压迫邻近器官，导致呼吸不畅，咳嗽，吞咽不利，声音嘶哑等；散在性甲状腺肿，肿大程度较轻，质软光滑，常为对称性，可以随吞咽动作而上下移动，日久则质地逐渐偏硬，或出现结节。实验室检查：基础代谢率及血浆蛋白结合碘一般均属正常。

治疗

处方：人迎、水突、合谷、曲池、颈$_{3～5}$夹脊、风池。

刺灸法：毫针刺，用泻法或补泻兼施，留针 15～30 分钟，间歇行针 2～3 次。

其他疗法：耳针

取穴：内分泌、神门、甲状腺、颈。

操作方法：毫针刺，中等刺激，留针 20 分钟。亦可用耳穴压豆法。

7.13　甲状腺功能亢进

甲状腺功能亢进简称甲亢，系甲状腺素分泌过盛所致的常见内分泌疾病。

临床上除见甲状腺肿大外,常伴有心悸、多汗、手颤、多食、消瘦和烦躁等症。本病多见于女性,可发于任何年龄,但以青、中年发病率为高。其发病原因多是病人受到严重精神创伤,以及发育、月经、妊娠、感染疾病等因素,引起大脑皮层机能紊乱,产生病理性兴奋,导致甲状腺功能亢进与腺体增生、肥大而成。

临床表现

前颈部呈轻度或中度弥漫性、对称性肿大,少数可见单叶或结节性肿大,局部可触及震颤和听到杂音,性情急躁,精神紧张而易激动,失眠,心动过速,怕热、多汗,两手平举时可见手指微颤,低热,食欲亢进,形体消瘦,月经过多等。有的出现突眼征。实验室检查:基础代谢升高,血浆蛋白结合碘测定超过正常范围。

治疗

处方:人迎、间使、三阴交、太冲、合谷、颈$_{3\sim5}$夹脊。

刺灸法:毫针刺,补泻兼施。留针15～20分钟,间歇行针2～3次。

随证选穴:多汗加阴郄、复溜;失眠加神门、安眠;心动过速加内关、通里。

其他疗法:耳针

取穴:神门、皮质下、内分泌、甲状腺、平喘、心、肺。

操作方法:毫针刺,每次选3～4穴,留针15分钟。或用耳穴压豆法。

7.14 震 颤 麻 痹

震颤麻痹又称帕金森病,是发生于中年以上的中枢神经系统变性疾病。以震颤、肌肉强直和运动减少为主要临床特征。

临床表现

起病缓慢,逐渐增剧,震颤最先见于肢体远端,通常从一侧上肢的远端(手指)开始,然后,逐渐扩展到同侧下肢及对侧上下肢,手指的节律性震颤呈搓丸样,称"搓丸样动作"。震颤多于肢体静止时发生,随意运动时减轻,情绪激动时加重,睡眠时完全消失,并见肌肉强直,肌张力增高,关节被动运动时感有均匀阻力,加上震颤因素似齿轮转动样,称"齿轮样强直"。病人常出现特殊姿态,头部前倾,躯干俯屈,上肘肘关节屈曲,腕关节伸直,前臂内收,下肢之髋及膝关节略微弯曲,行走呈急速小步,向前冲去,越走越快,不能即时止步或转弯,称"慌张步态"。一切运动显见缓慢、减少,面部缺乏表情,呈现"面具脸"。手不能作精细动作,书写困难,所写的字越写越小,称"写字过小"。说话缓慢单调,严重者出现吞咽困难。

治疗

处方:人迎、扶突、合谷、太冲、阳陵泉。

刺灸法:毫针刺,用平补平泻法。留针 15～20 分钟,间歇行针 2～3 次。

其他疗法:头针

取穴:运动区、舞蹈震颤控制区。

操作方法:毫针刺,留针 30～40 分钟,间歇行针 3～5 次。或用电针,疏密波,通电 60 分钟。

7.15　小舞蹈病

小舞蹈病又称风湿性舞蹈病,临床特征为不规则的不自主运动,伴有自主运动障碍、肌力减弱和情绪改变。多见于儿童和青少年,女性较多。其病因除风湿病可引起外,其他如猩红热、白喉、脑炎、甲状腺功能减退等也可引起。

临床表现

早期症状常不明显,表现为患孩比平时不安宁,注意散漫,学业退步,肢体动作笨拙,字迹歪斜和手中所持的物体经常失落等,过一定时期后出现不自主地、快速而不规则地舞蹈样动作。起于一侧,逐渐发展蔓延至对侧,面部往往表现出无意义而又频繁的皱眉、眨眼、咬嘴、吐舌、缩鼻等动作,并可随情绪紧张而加剧,严重时还能影响语言、咀嚼和睡眠。肌力减弱、肌张力普遍降低。腱反射减弱,甚者消失。

治疗

处方:大椎、风池、肝俞、内关、合谷、阳陵泉、三阴交、足三里、太冲。

刺灸法:毫针刺,用平补平泻法。留针 20～40 分钟,间歇行针 3～4 次。

其他疗法：

1. 耳针

取穴：心、肝、脾、肾、交感、神门、皮质下、枕、脑点、相应病区压痛点。

操作方法：毫针刺，每次选4～5穴，中等刺激，留针15～20分钟。亦可用耳针埋藏或耳穴压豆法。

2. 头针

取穴：舞蹈震颤控制区、运动区。

操作方法：毫针刺，留针30～40分钟，间歇行针3～5次。或用电针，疏密波，通电60分钟。

7.16　白细胞减少症

当周围血液白细胞计数持续低于每立方毫米4 000以下时，称为白细胞减少症。本病主要由于中性粒细胞的缺少，临床所见原因有不明性和继发性两种，以前者为多见。

临床表现

原因不明性白细胞减少症患者可无症状，或出现容易疲劳，全身乏力，低热、盗汗以及失眠等神经官能症表现，多呈慢性良性过程，即使患病多年，也大多无明显恶化现象，白细胞多在3 000～4 000间，分类计数粒细胞百分率正常或轻度降低，有时波动较大。血红蛋白量或血小板数大多正常或稍降低。

继发性白细胞减少症的临床表现决定于原发疾病。

治疗

处方：大椎、肝俞、脾俞、膏肓、膈俞、肾俞①、曲池、足三里、三阴交。

刺灸法：毫针刺，用补法。留针15～30分钟，间歇行针2～3次。大椎、膏肓俞、脾俞、足三里可用灸法或针灸并用，每穴灸10～15分钟。

---

① 大椎、肝俞、脾俞、膏肓、膈俞、肾俞：可以5天拔罐1次。

按语

继发性白细胞减少症应以治疗原发病为主,配合针灸治疗。

7.17　肥　胖　症

肥胖症是人体内脂肪贮存过多,如体重超过标准体重的 15%～20% 即为肥胖。临床上肥胖症可分为单纯性和继发性两类。单纯性肥胖多因过食肥腻及甜食物,摄入量超过机体热能的消耗而致脂肪积聚。形体虽胖,但无明显内分泌功能障碍症状。继发性肥胖可因间脑、垂体、皮质醇分泌过多等继发,常伴有相应的神经、内分泌功能失调的症状。

临床表现

患者有不同程度的肥胖,可见颈、小腹和臀部脂肪明显积聚。轻者无其他症状,显著者出现一定的代谢失调现象。如畏热、多汗、易感疲乏无力、头晕、头痛、心悸、腹胀等。

治疗

处方:人迎、胰俞、足三里、水分、复溜。

刺灸法:毫针刺,用平补平泻法。留针 15～30 分钟,间歇行针 2～3 次。

其他疗法

1. 耳针

取穴:交感、神门、胃、口、内分泌、皮质下、饥点、三焦。

操作方法:毫针刺,每次选 3～4 穴,中等刺激,留针 15～20 分钟。临床多用耳针埋藏法或耳穴压豆法。

2. 皮肤针

取穴:胸$_{7\sim12}$夹脊。

操作方法:在应用体针的同时,用皮肤针轻叩夹脊穴,叩至皮肤潮红为度,隔日 1 次。

按语

1. 针灸治疗单纯性肥胖症疗效较好,继发性肥胖症必须同时结合其病因进行综合治疗。

2. 在针灸治疗的同时，应配合其他辅助治疗，主要是控制饮食与坚持体育锻炼，控制盐、蛋白、脂肪、糖类的饮食，多食蔬菜。

7.18　晕车、晕船

晕车、晕船是指在乘车船或飞机时，由于不规则颠簸，过度刺激内耳前庭，使前庭神经机能紊乱，或因精神紧张，视觉作用，嗅闻不良气味而出现头晕、呕吐等症状。

临床表现

轻者恶心、呕吐、头晕、眼昏花；重者突然晕倒，面色苍白，四肢发凉，出冷汗。

治疗

处方：内关、足三里、百会、风池。

刺灸法：毫针刺，用平补平泻法。留针20～30分钟，亦可达40～60分钟，间歇行针3～5次。

其他疗法：耳针

取穴：神门、交感、枕、胃、肾上腺、皮质下。

操作方法：多用耳针埋藏或耳穴压豆法，每隔10～20分钟按揉一次，每次每穴按10～20下。

按语

习惯晕车、晕船者，于乘车船之前可先刺内关、足三里预防。或行耳针埋藏、耳穴压豆。对危重病人应及时采用药物抢救。

7.19　针刺戒烟

针刺戒烟是指通过针刺，使吸烟成瘾者对吸入和喷出的烟草雾产生一种恶嗅感，从而使已吸烟成瘾癖者达到戒烟的目的。

临床表现

吸烟成瘾，当中断吸烟后可出现全身软弱无力，烦躁不安，呵欠连作，感觉迟钝等证。

治疗

处方：人迎、足三里、太冲、合谷。

刺灸法：毫针刺，用泻法。留针20～30分钟、间歇行针2～3次。足三里、太冲可用电针，疏密波，通电刺激15～20分钟。

其他疗法：耳针

取穴：交感、神门、肺、气管、胃、口、内分泌。

操作方法：毫针刺，每次选3～4穴，强刺激，留针15～20分钟。可用耳针埋藏法。

按语

针刺戒烟疗效一般产生在针后2～3天，表现为吸烟量明显减少或停止吸烟，口腔味觉改变，烟呈枯焦草味，吸烟念头下降。戒烟期间适当增加饮食营养，或适当内服宁心安神的中药及维生素类药物。